Heilen mit Blütenenergien

nach Dr. Bach

Irmgard Wenzel

Heilen mit Blütenenergien

nach Dr. Bach

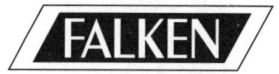

Im FALKEN Verlag sind weitere Titel zur Fernsehserie des ZDF
„Natur und Medizin« erschienen:
„Bewährte Naturheilverfahren bei Migräne und Schlafstörungen" (Nr. 1081)
„Bewährte Naturheilverfahren bei Krebs" (Nr. 1082)
„Bewährte Naturheilverfahren bei Asthma und Bronchitis" (Nr. 1083)
„Bewährte Naturheilverfahren bei Herz-Kreislauf-Erkrankungen" (Nr. 1084)
„Bewährte Naturheilverfahren bei Rückenschmerzen" (Nr. 1140)

Ich danke den Kolleginnen und Kollegen sowie den Kursteilnehmerinnen und
den Teilnehmern meiner Ausbildungsseminare, auf deren Anregung hin der
Gedanke für ein Buch entstand. Die seit vielen Jahren zu diesen Kursen gehören-
den Manuskripte sind Bestandteil dieses Buches:
Dank gilt aber ganz besonders auch meinen Patientinnen und Patienten, ohne die
Erfahrungen nicht möglich gewesen wären.

ISBN 3 8068 1141 5

© 1991/1992 by Falken-Verlag GmbH, 6272 Niedernhausen/Ts.
Umschlaggestaltung: Zembsch' Werkstatt, München
Titelbild: Reinhard-Tierfoto, Heiligkreuzsteinach-Eiterbach
Zeichnungen: Gerhard Scholz, Dornburg-Frickhofen
Die Ratschläge in diesem Buch sind von der Autorin und vom Verlag sorgfäl-
tig erwogen und geprüft, dennoch kann eine Garantie nicht übernommen
werden. Eine Haftung der Autorin bzw. des Verlags und seiner Beauftragten
für Personen-, Sach- und Vermögensschäden ist ausgeschlossen.
Satz: DM-Service, Rodgau
Druck: Wiesbadener Graphische Betriebe GmbH, Wiesbaden

817 2635 4453 62

Inhaltsverzeichnis

Zum Geleit

„Krankheit ist weder Grausamkeit noch Strafe sondern einzig und allein ein Korrektiv, ein Werkzeug, dessen sich unsere eigene Seele bedient, um uns auf unsere Fehler hinzuweisen. Um uns von größeren Irrtümern zurückzuhalten, um uns daran zu hindern, mehr Schaden anzurichten und uns auf den Weg der Wahrheit und des Lichts zu bringen, von dem wir nie hätten abkommen sollen."

(Edward Bach)

Immer mehr Menschen sind heute auf der Suche nach sanften und nebenwirkungsfreien Heilmethoden, um ihre Gesundheit zu erhalten oder wiederzuerlangen. Diesem Wunsch kommt die Bach-Blütentherapie besonders entgegen. Die Wirksamkeit dieser sanften, ganzheitlichen Heilweise kann heute nicht mehr ernsthaft in Zweifel gezogen werden. Doch obgleich die Heilmethode von Dr. Bach in ihren Grundzügen schon vollendet war, wurde sie nach seinem Tode stetig weiterentwickelt. Besonders in den letzten Jahren hatten die beiden Heilpraktikerinnen Mechthild Scheffer und Irmgard Wenzel (die Autorin dieses Buches) großen Anteil an dieser weiteren Entfaltung der Bachschen Blütentherapie.

Gerade die heutige Zeit ist besonders reich an seelischen Überforderungen und Fehleinstellungen, die die Ursache zahlreicher Beschwerden sind. Diesen Gegebenheiten trägt die Verfasserin Rechnung, wodurch sie Ihnen hilft, sich selbst besser zu erkennen. So können Sie entscheidend an der Erhaltung Ihrer Gesundheit mitwirken.

Auch für Kinder ist diese Therapie hervorragend geeignet, und deshalb sind auch die Mütter besonders angesprochen, sich mit dieser Heilweise zu befassen, um dem Leben ihrer Kinder einen harmonischen Verlauf zu ermöglichen. Im übrigen sprechen auch Tiere und Pflanzen auf die Blütentherapie hervorragend an. Einen besseren Beweis für ihre Wirksamkeit kann man sich doch nicht wünschen.

Es gelingt der Verfasserin, das Wesentliche aus den zur Verfügung stehenden Quellen sowie aus ihrer eigenen langjährigen Erfahrung hervorzuheben und so darzustellen, daß neben dem Therapeuten (Heilpraktiker und/oder Arzt) auch der interessierte Laie daraus großen Nutzen ziehen kann. Natürliche Gesundheit ist nach wie vor nicht käuflich. Jeder muß sie sich selbst durch aktive Mitarbeit schaffen und erhalten. Hierzu ist die Blütentherapie nach Dr. Bach besonders geeignet. Dieses Buch soll Ihnen dabei als Wegbereiter dienen.

Ich wünsche der Autorin und ihrer möglichst zahlreichen Leserschaft ein gutes Gelingen.

Bernd R. Schmidt, Heilpraktiker

Vorsitzender des Berufs- und Fachverbandes „Frei Heilpraktiker e.V."

Vorwort

Es war der Wunsch Dr. Bachs, daß sich seine Heilweise, die den ganzen Menschen ursächlich erfaßt, zu einer wahren Volksmedizin entwickeln möge. Jeder Mensch sollte sich mit dieser relativ einfachen Methode vertraut machen, um so im Bedarfsfalle selbst aktiv an seiner eigenen Gesundheit und der seiner Lieben mitwirken zu können. Es war Dr. Bach, der bei der Beurteilung von Krankheit und Gesundheit andere Maßstäbe anlegte als zu seiner Zeit allgemein üblich und der dieses Wissen auch den Betroffenen, den Patienten, nahebringen wollte.

Als glühende Anhängerin der Heilweise Dr. Bachs – deren Erfolge ich glücklicherweise immer wieder erleben darf – ist es mir ein Bedürfnis, an der weiteren Verbreitung dieser Lehre zum Wohle der Menschen mitzuwirken. Ich möchte auch Ihnen helfen, tieferen Einblick in die Einheit von Körper, Seele und Geist zu gewinnen. Ich will Kranken wieder Hoffnung und Mut geben, da, wo sie verlorengegangen schienen.

In Großbritannien, der Heimat Dr. Bachs, sind die Blütenessenzen weit verbreitet und im Handel erhältlich. In Deutschland fand die Therapie in den letzten Jahren ihrer wunderbaren Erfolge wegen, die besonders durch die Arbeit der Heilpraktikerinnen und Heilpraktiker erzielt wurden, immer mehr Zuspruch; jedoch behindert das deutsche Arzneimittelgesetz derzeit noch den freien Zugang zu den entsprechenden Mitteln. Nach diesem Gesetz unterliegen ausländische Arzneimittel – die Bach-Blütenessenzen werden in England hergestellt – der Verschreibungspflicht. Das gilt auch, wenn von solchen Mitteln angenommen werden kann, daß sie keinerlei Nebenwirkungen und schädigende Einflüsse haben. Ich hoffe, daß durch dieses Buch möglichst viele Menschen von der wunderbaren Blütentherapie erfahren und so der Heilweise Dr. Bachs nähergebracht werden. Mögen sich auf diesem Wege viele Menschen finden, die sich für diese Heilweise einsetzen, damit der Weg für den freien Verkauf der Blütenessenzen geebnet wird.

Der wirksamste Schutz gegen die modernen Zivilisationskrankheiten besteht zum einen in der richtigen Ernährung, die sogar wirksam eingesetzt werden kann, um Krankheiten zu heilen. Zum anderen dient die Beseitigung seelischer Risikofaktoren der Vorbeugung und Heilung von Erkrankungen. Solche Faktoren lassen sich durch eine neue positive Lebenseinstellung ausschalten, indem man sein Leben, seinen gegebenen Anlagen entsprechend, so harmonisch wie möglich gestaltet.

Bei der Behandlung eines kranken Menschen werden künftig immer mehr Aspekte zu beachten sein als bisher üblich. Immer mehr wird sich die Einsicht durchsetzen, daß Krankheit Folge einer Versündigung am eigenen Körper, an der Seele und am Geist ist.

Das „Heilsein" an Körper, Seele und Geist wird in unserer Zeit andere Wege gehen. Heilung wird und kann nur noch möglich sein

– mit dem Glauben an die Kraft des umfassenden Universums,
– des inneren Friedens,
– der reinen Freude,
– der stärkenden Hoffnung
– der über allem stehenden Liebe.

Die Bach-Blütentherapie ist eine Möglichkeit, die auch Ihnen eine große Chance bietet.

Irmgard Wenzel, Heilpraktikerin

Das Leben und Wirken Dr. Bachs

Edward Bach wurde am 24. September 1886 in einem kleinen Ort in der Nähe von Birmingham geboren. Schon als Kind zeigte sich seine besondere Beziehung zur Natur, und er fühlte sich glücklich und zufrieden, wenn er im Freien zwischen wild wachsenden Blumen weilen konnte. Aber auch die für sein späteres Wirken und für die Entdeckung seiner Therapie wichtigen Eigenschaften machten sich schon in frühester Jugend bemerkbar: Mitgefühl für Kranke, für leidende Menschen und Tiere sowie eine besondere Neigung zur Meditation. Auch hatte er schon als Heranwachsender den innigen Wunsch, Mittel und Wege zu finden, wie auf einfache Art und Weise alle Erkrankungen zu heilen seien. Es war sein Traum, mit der Kraft seiner Hände heilen zu können.

So war es selbstverständlich, daß der junge Edward Bach 1906 ein Medizinstudium begann. 1913 erfolgte die Ernennung zum Unfallamtsarzt in der Universitätsklinik London. Wenig später wurde er Unfallchirurg am National Temperance Hospital. Aus gesundheitlichen Gründen gab er diese Stellung aber auf und machte sich später mit einer eigenen Praxis in London selbständig.

Während seiner Tätigkeit als Pathologe im Homöopathischen Krankenhaus von London lernte Dr. Bach die Schriften von Samuel Hahnemann, dem Begründer der Homöopathie, kennen. Hahnemanns Lehren, die zu dieser Zeit bereits 100 Jahre alt waren, beeindruckten ihn sehr. Er fühlte sich in seinen Ansichten bestätigt, was seinen weiteren Lebensweg ganz erheblich beeinflußte.

Dr. Bach war immer auf der Suche nach besseren Möglichkeiten der Heilung. Sein Forscherdrang ließ ihn nicht ruhen, bis er endlich seine Therapie entdeckt hatte. Ein wichtiger Meilenstein auf dieser Suche war seine Erkenntnis, daß zwischen bestimmten chronischen Erkrankungen und den Bakterien des Darms ein direkter Zusammenhang zu sehen war. Bei bestimmten Erkrankungen, so erkannte Bach, sind auch bestimmte Bakterien in übermäßig hoher Zahl in der Flora des Darms vorhanden. Dr. Bach stellte nun aus diesen Bakterien Impfstoffe her, die die Heilung von chronischen Erkrankungen bewirkten. Die Ergebnisse seiner Untersuchungen wurden in die Berichte der Königlichen Medizinischen Gesellschaft aufgenommen.

Die Bach-Nosoden

Durch das Studium der Lehre Hahnemanns wurde Dr. Bach angeregt, seine Bakterienimpfstoffe zu potenzieren. Dieses Herstellungsverfahren der Verdünnung bewirkte eine erhebliche Verbesserung der Wirksamkeit der Impfstoffe – die „Bach-Nosoden" waren geschaffen. Insgesamt entdeckte Dr. Bach sieben Nosoden, die aus sieben verschiedenen Bakteriengruppen der menschlichen Darmflora hergestellt werden. Die Erfolge, die mit diesen Nosoden bei vielen Erkrankungen erzielt wurden, führten zu einer weiten Verbreitung der Therapie, vor allem in England, Amerika und Deutschland. Aus der Anwendung der Bach-Nosoden und der daraus gewonnenen Erkenntnisse führte der Weg nach Jahren praktischer Erfahrung zur Blütentherapie, mit der Dr. Bach sein Lebenswerk krönte.

Anhand seiner praktischen Erfahrungen kam Dr. Bach zu der Einsicht, daß bei allen Erkrankungen in erster Linie der Gemütszustand des Patienten und nicht dessen Krankheit zu behandeln sei. Folglich untersuchte Dr. Bach nun nicht mehr den Stuhl des jeweiligen Patienten, um die für ihn richtige Nosode zu ermitteln, sondern fand in einer psychologischen Untersuchung die wesentlichen Charakterzüge des Patienten heraus. Indem dann eine bestimmte Nosode gegen einen bestimmten negativen Gemütszustand – zum Beispiel gegen Einsamkeit oder Angst – verabreicht wurde, heilte diese Nosode gleichzeitig auch die Krankheit des Patienten.

Mit dieser Vorgehensweise schlug die Geburtsstunde der späteren Blütentherapie; deren wesentliche Grundlagen schon mit der Nosodentherapie geschaffen waren.

Aber die Erfolge der Nosodentherapie befriedigten Dr. Bach noch nicht. Insbesondere nahm er Anstoß daran, daß es sich bei seinen Heilmitteln nicht um Produkte aus der freien Natur handelte. Sein Ziel war es, Pflanzen zu finden, welche die gleiche heilende Kraft wie seine Nosoden besaßen, Pflanzen, die in gleicher Weise den verschiedenen Gemüts- und Charakterzuständen der Menschen entsprachen.

Die Entdeckung der ersten Blüten

Dr. Bach besaß ein ungewöhnlich hohes Maß an Intuition, der wir insbesondere die Schaffung seiner Therapie verdanken. Mit dieser Intuition erkannte er aber auch seine Patienten richtig, diagnostizierte und behandelte er erfolgreich. Im Herbst des Jahres 1928 führte ihn eine spontane Eingebung auf seiner immerwährenden Suche nach den Pflanzen, die seinen Vorstellungen entsprachen, nach Wales. Dort fand er dann auch, nachdem er unzählige Pflanzen, Blumen, Büsche, Sträucher und Bäume erprobt hatte, die ersten beiden Blüten, die seinen Ansprüchen genügten: das drüsentragende Springkraut (Impatiens) und die gefleckte Gauklerblume (Mimulus).

Jetzt war Dr. Bach seinem Ziel ganz nahe. Die ersten beiden Blüten waren gefunden. Kurz darauf entdeckte Dr. Bach die dritte Pflanze, die Gemeine Waldrebe (Clematis). Ab sofort gab Dr. Bach alle bisher von ihm geübten Heilmethoden auf und behandelte nur noch mit den von ihm gefundenen Blüten und den daraus hergestellten Heilmitteln. Bis zum Jahre 1935 entdeckte Dr. Bach die Wirkung von insgesamt 37 Pflanzen und des Quellwassers. Dr. Bach wußte, daß er mit diesen 38 Heilmitteln die gesamte Psyche des Menschen behandeln konnte. Zwei Jahre nach der Entdeckung der ersten beiden Pflanzen gab Dr. Bach seine Praxis in London auf. Er wollte sich nur noch der Suche nach weiteren Pflanzen widmen, die den Charakterzuständen der Menschen entsprechen. Dr. Bach stand an einer Lebenswende, und es erging ihm, wie es auch schon anderen großen Persönlichkeiten ergangen war: Man wandte sich von ihm ab. Nur ganz wenige, etwa der bekannte Homöopath Dr. Wheeler, erkannten, was hinter Dr. Bachs Idee stand, und förderten ihn. Nachdem Bach seine Praxis aufgegeben hatte, berechnete er seinen Patienten auch keine Honorare mehr. Er nahm lediglich Spenden an, denn seiner Ansicht nach durften des Profits wegen keine Honorare berechnet werden, da er nur Kräuter benutzte, die von der göttlichen Vorsehung geschenkt waren. Die Kunst des Heilens sei zu heilig, als daß sie kommerzialisiert werden dürfe, sagte er.

Ganzheitliches Sehen statt theoretischen Teilwissens

Wenn ein Heilsystem mit „nur" 37 Pflanzen und dem Quellwasser als 38. Heilmittel gegen so viele Erkran-kungen und Beschwerden erfolg-reich eingesetzt werden kann, dann muß gefragt werden, auf welchen Erkenntnissen ein derartiger Erfolg aufbaut.

Schon früh hatte Dr. Bach erkannt, daß es nicht richtig sein konnte, lediglich die Symptome der Erkrankung mit irgendwelchen Mitteln so lange zu behandeln, bis diese Symptome wieder verschwanden. Dr. Bach schien es keineswegs einleuchtend, daß durch eine Behandlung der Symptome das harmonische Gleichgewicht von Körper, Seele und Geist wiederhergestellt werden könne; er glaubte nicht, daß man allein schon damit an die wahre Ursache des Krankheitsgeschehens gelangt sei.

Schon während seines Medizinstudiums hatte sich Bach recht wenig mit den für die Ausbildung vorgesehenen Lehrbüchern beschäftigt. Er hatte rasch erkannt, daß dieses theoretische Wissen wohl nicht das beste Rüstzeug eines Arztes ist und keine sehr sinnvolle Methode darstellt, mit erkrankten Menschen umzugehen.

Neben seinen anderen Fähigkeiten besaß Dr. Bach auch eine hervorragende Beobachtungsgabe, und er nutzte jede Möglichkeit, die Patienten und deren Reaktionen auf ihre Erkrankungen aufmerksam zu beobachten. Dabei stellte er fest, daß kranke Menschen unterschiedlich und individuell auf ihre körperlichen Beschwerden reagieren und daß sich scheinbar gleiche Erkrankungen bei den verschiedenen Personen vollkommen anders äußern. So bedeutete denn Diagnostik für

Dr. Bach das Erkennen der wahren Erkrankung. Und das hieß: feststellen, wie jeder einzelne Patient mit seinem Charakter, mit seinem Gemüt auf das Leiden reagiert und wie diese individuellen Reaktionen wiederum die Erkrankung und deren Verlauf beeinflussen. Dr. Bach erkannte, daß Menschen einer bestimmten Patientengruppe psychisch vollkommen anders auf eine bestimmte körperliche Erkrankung reagierten als andere, obgleich sie unter den gleichen körperlichen Beschwerden litten. Für Dr. Bach ergab sich hieraus als logische Konsequenz, daß jede Patientengruppe ein individuell auf sie abgestimmtes Heilmittel benötigt, um ihre Beschwerden zu lindern oder ihre Erkrankung zu heilen. Aufgrund dieser Beobachtungen war für Dr. Bach eindeutig klar, daß der Psyche des Menschen eine erheblich größere Bedeutung bei der Behandlung von Erkrankungen beizumessen ist als den körperlichen Symptomen. Es ging ihm also darum, den Menschen in seiner ganzen Persönlichkeit zu erfassen, seine Gefühle, Gedanken, Stimmungen und Reaktionen in den unterschiedlichsten Lebenssituationen zu sehen und zu deuten. Die Aspekte der Persönlichkeit, wie sie sich vor seiner Krankheit zeigten, und die möglichen Änderungen durch die Krankheit waren für Dr. Bachs Diagnose wichtig. Diese Erkenntnisse sollten die Grundlage für sein erst viel später entwickeltes Heilsystem bilden.

Die 12 Charaktertypen nach Dr. Bach

Dr. Bach fand heraus, daß die Menschen bestimmten Gruppen von Charaktertypen zugeordnet werden können und daß die einzelnen Persönlichkeiten einer Gruppe auf verschiedene körperliche Erkrankungen jeweils gleich reagierten, egal wie unterschiedlich die körperlichen Erkrankungen auch sein mochten.

Dr. Bach unterschied 12 Charaktertypen, die sich jeweils durch eine besonders hervorstechende Eigenschaft definieren lassen:

1. Unentschlossenheit
2. Selbstmißtrauen
3. Ungeduld
4. Angst
5. Sorgen/geistige Plagen
6. Gleichgültigkeit/Langeweile
7. Schwäche
8. Entsetzen/Panik
9. Zweifel/Entmutigung
10. Überbegeisterung
11. Überbesorgtsein um andere
12. Stolz/Reserviertheit

Diese sehr komplizierte Erkenntnis und Entdeckung Dr. Bachs ist hier in grob vereinfachter Form wiedergegeben. Natürlich gibt es zwischen den Charakterzügen fließende Übergänge, und selbstverständlich können auch mehrere ausgeprägte Charaktereigenschaften bei einem Menschen vorhanden sein; jeweils ein Charakterzug wird aber vorherrschen. Wesentlich ist die Erkenntnis als solche und die hieraus zu ziehende Schlußfolgerung, die zu einer vollkommen anderen Diagnostik führt, als sie die Schulmedizin im allgemeinen betreibt, und damit auch zu einer vollkommen anderen Heilbehandlung.

Dr. Bach starb am 27. November 1936. Er hinterließ ein Heilsystem, das gerade in unserer heutigen Zeit besondere Bedeutung gewinnt. Vermutlich würde er irgendwelche Preise oder Auszeichnungen für sein Lebenswerk abgelehnt haben. Sicher aber wünschte er sich, daß immer mehr Menschen von seiner Methode erführen und durch sie geheilt würden.

Dr. Bach hatte sich zuletzt von der Schulmedizin vollkommen abgewandt und wollte auch nicht mehr Arzt oder Doktor, sondern lediglich „Kräutersucher" genannt werden. Wir, die wir sein Heilsystem in seinem Sinne weiterführen, nennen ihn liebevoll „Kräutersucher". Doch sehen wir auch nach wie vor gern den Doktor in ihm, weil er Arzt im wahrsten Sinne des Wortes war.

Wie werden die Essenzen hergestellt?

In diesem Kapitel wird die Herstellung der Essenzen beschrieben; damit ist jedoch nicht die Zubereitung gemeint, die für die Einnahme durch den Kranken bestimmt ist. Darüber informiert das Kapitel „Wie erfolgt die richtige Einnahme und Dosierung?" (siehe Seite 81). Außerdem sei darauf hingewiesen, daß der technische Begriff Herstellung nur den äußeren Prozeß meint. Was sich tatsächlich abspielt, wenn die besonderen Kräfte dieser Heilmittel freigesetzt werden, ist damit noch nicht beschrieben, denn es sind nicht die Pflanzen oder Blüten als Materie, die die Wirkung erzielen. Wie sie anhand der weiteren Ausführung selbst erkennen werden, wirken die Blüten anders, als sie es von der üblichen Kräutertherapie her kennen.

Welche Pflanzen, welche Blüten zur Anwendung kommen, liegt eindeutig fest. Dies ist uns von Dr. Bach vorgegeben. Bis auf zwei, Weinrebe (Vine) und Olive (Olive), entdeckte Dr. Bach alle Pflanzen in Südengland. Die beiden Ausnahmen wurden in Italien gefunden; dort ließ sie auch Dr. Bach von Freunden nach seiner Methode aufbereiten und sich dann nach England schicken.

Daß uns die Heilmittel mit ihrer wunderbaren Wirkung, die so genau für die verschiedenen Charaktertypen paßt, zur Verfügung stehen, verdanken wir der besonderen Begabung, der Beobachtungsfähigkeit und vor allen Dingen der Intuition des Suchers, Dr. Bach. Seine Fähigkeiten hatten sich im Laufe der Jahre so gesteigert, daß er nur noch seine Hand über eine Pflanze zu halten brauchte, um sofort zu spüren, welchem Charaktertyp sie entsprach. Selbstverständlich erkannte Dr. Bach auch sofort, welche Pflanze für sein Heilsystem nicht geeignet war. Ursprünglich stellte er seine Blütenheilmittel durch Verschütteln und Verreiben her. Aber diese Herstellungsmethode befriedigte seine Ansprüche noch nicht endgültig, obwohl bereits durch dieses Herstellungsverfahren besondere energetische Heilwirkung erreicht wurde.

Dr. Bach erkannte, daß die Sonne als Spenderin des Lebens besondere Kraft besitzt, die nutzbar gemacht werden kann. Diese Kraft der Sonne müsse jeder anderen Herstellungsmethode überlegen sein und damit auch als Grundlage für die Herstellung der Heilessenzen herangezogen werden können, meinte Dr. Bach. So entwickelte er die Sonnenmethode.

Die Sonnenmethode

Dazu füllt man eine Schale mit Wasser aus einer Quelle oder einem sauberen Bach und legt die „voll erblühten" Blüten, in denen schließlich das Leben der ganzen Pflanze konzentriert ist, auf die Wasseroberfläche. Die Schale wird nun in das volle Sonnenlicht gestellt und bleibt den Strahlen so lange ausgesetzt, bis die Blüten welk werden. Das dauerte etwa 3 –7 Stunden.

Durch diesen natürlichen Vorgang wird der geistige Gehalt der Pflanzen – wir können auch sagen, ihre Seele, das heißt ihre ganze kraftspendende Energie – mit Hilfe der Kraft der Sonne auf das Wasser übertragen. Hierbei spielen sich äußerst ungewöhnliche, ja sogar geheimnisvolle Vorgänge ab. Bei der Sonnenmethode ist beispielsweise zu beobachten, daß das Wasser in der Schüssel nach einer gewissen Zeit anfängt zu brodeln und Blasen zu werfen, obwohl es nicht kocht. Sind die Blüten welk, werden sie aus dem Wasser entfernt. Man füllt die Essenz in Flaschen und macht sie mit Hilfe einer alkoholischen Lösung haltbar.

Die Kochmethode

Aus den Blüten einiger Pflanzen kann die Essenz nicht mit Hilfe der Sonnenmethode gewonnen werden. Das liegt daran, daß die Sonne zur Blütezeit dieser Pflanzen – das sind insbesondere die Monate März und April – noch nicht ihre volle Kraft besitzt.

Für diese Blüten benutzte Dr. Bach die Kochmethode, bei der die Kraft der Sonne durch die Kraft des Feuers ersetzt wird. Der Herstellungsvorgang ist grundsätzlich der gleiche wie bei der Sonnenmethode, nur mit dem Unterschied, daß nicht die Sonne die Blütenenergie an das Wasser bindet, sondern die Hitze der Wärmequelle beim Kochen. Die Pflanzen bleiben so lange in dem leicht brodelnden, köchelnden Wasser, bis die Blüten verwelkt sind und damit ihre Kraft abgegeben haben.

Sobald die Blüten welk geworden sind, entfernt man sie aus dem Wasser, und die Flüssigkeit wird in Flaschen abgefüllt. Die hilfebringende Essenz ist hergestellt. Um sie haltbar zu machen, wird sie mit einer alkoholischen Lösung gemischt. Dies ist dann die Grundsubstanz, die Blütenessenz, die vor der Einnahme nach Rezept noch weiter verdünnt wird.

Was ist Krankheit?

Wenn Sie das Zitat Dr. Bachs auf Seite 8 lesen, haben Sie in Kurzform schon eine Beschreibung dessen, was Krankheit ist. Krankheit ist immer mehr als nur das Fehlen von Gesundheit oder das Vorhandensein von Symptomen. Die weiteren Erläuterungen und Beispiele mögen Ihnen einen tieferen Einblick in die vielseitige Deutung des Begriffes Krankheit geben.

Um zu verstehen, was Krankheit ist, muß man sich darüber klar sein, was Gesundheit bedeutet. Wohlbefinden liegt dann vor – dem werden wohl alle Menschen zustimmen –, wenn sich Körper, Seele und Geist in einem ausgeglichenen, harmonischen Zustand befinden, das heißt, wenn man sich mit seiner gesamten Umwelt, mit dem Kosmos in Einklang befindet.

Unser aller Leben verläuft in negativen und positiven Bahnen. Entscheidend ist, daß Körper, Gemüt und seelischer Zustand immer wieder wie eine Waage in ein Gleichgewicht kommen.

Die meisten Menschen setzen ganz selbstverständlich Krankheitsnamen wie Magenschleimhautentzündung oder Rheuma mit „Krankheit" gleich. Dies ist jedoch eine grundlegend falsche Annahme und muß zwangsläufig auch zu falschen Schlußfolgerungen, das heißt zu einer falschen Behandlung, führen. Bei den typischen Beschwerden dieser so bezeichneten Erkrankungen handelt es sich nämlich lediglich um Symptome, die Ausdruck eines viel tiefer liegenden Geschehens sind. Diese Symptome entwickeln sich auch nicht plötzlich von heute auf morgen, auch wenn dies gelegentlich der Fall zu sein scheint. Die Ursachen der verschiedenen Krankheitserscheinungen sind sehr vielgestaltig und vielschichtig. Ererbte Schwächen (Disposition und Konstitution), erworbene Abwehrschwächen, falsch behandelte (unterdrückte) „Krankheiten", falsche Lebensweise, kleine und große psychische Belastungen sind nur einige der Möglichkeiten, die als Ursache der genannten Symptome in Frage kommen.

Nehmen wir als Beispiel nur einmal den simplen Schnupfen. Es wäre falsch, ihn allein als die eigentliche Krankheit anzusehen und ihn mit irgendwelchen Tabletten oder Tropfen kurieren zu wollen. Wer einen Schnupfen auf diese Art „unterdrückt", kann, je nach körperlicher und psychischer Situation, in der Folgezeit irgendwann eine wesentlich schwerere Erkrankung erleiden, zum Beispiel kann eine Stirnhöhlenvereiterung oder auch Asthma entstehen.

Der Schnupfen kann die Folge einer Unterkühlung sein, er kann auch nach einer Durchnässung oder Ansteckung aufgrund einer momentanen Abwehrschwäche des eigenen Körpers auftreten oder aber durch ein Ärgernis (die Nase voll haben von etwas oder jemandem), eine psychische Belastung oder eine Schocksituation entstehen. Nun stellt sich natürlich die Frage, weshalb erkranke ich an Schnupfen, aber meine Familie, meine Nachbarin oder meine Kollegen nicht? Die Antwort könnten Sie sich jetzt sicher schon selbst geben: Es herrschte in diesem Augenblick nicht mehr das erwähnte harmonische Gleichgewicht zwischen Körper, Seele und Geist. Um die Krankheiten zu heilen, gilt es also, das Gleichgewicht wiederherzustellen, damit die krankheitsauslösenden Faktoren nicht länger zum Tragen kommen können.

Noch ein anderes Beispiel: Eine Hauterkrankung (ein Ekzem, ein Ausschlag oder ähnliches) ist niemals die eigentliche Erkrankung. Vielmehr kann sie einerseits eine Heilreaktion des Körpers darstellen – so wenig angenehm diese auch sein mag – durch die sich der Körper angesammelter Gifte entledigt. Andererseits kann sie aber auch körperlicher Ausdruck einer psychischen Reaktion sein; man müßte sich also fragen: Gegen wen oder was bin ich allergisch? Hiermit ist aber weniger die scheinbare Allergie gegen Pollen oder ähnliches gemeint. Vielmehr ist die Hauterkran-

kung eine Reaktion auf ein Problem, das man geistig-seelisch nicht verarbeiten kann und das der Körper nun auf diese Art und Weise zu lösen versucht. Die Grundlage für die negative Wirkung der Allergene ist immer im betreffenden Menschen selbst zu suchen, nicht in dem Stoff, der die Allergie auszulösen scheint.

Als Auslöser für Hauterkrankungen kommen viele Möglichkeiten in Betracht. Beispielsweise kann schon ein Schock, den die Mutter während der Schwangerschaft erleidet, im späteren Leben beim Kind zu einer Hautreaktion führen. Eine Impfung, die eine Unterdrückung bewirkt hat oder das Abwehrsystem schwächte, stellt ebenso eine mögliche Ursache für Erkrankungen der Haut dar wie eine falsch behandelte Krankheit und vieles andere mehr. Immer aber spielt die Gesamtheit von Körper, Seele und Geist die wesentliche Rolle.

Je nach individueller Situation geht mit jeder Krankheit ein mehr oder weniger ausgeprägtes psychisches Geschehen einher, sowohl als Ursache als auch als Wirkung. Das, was allgemein mit dem Begriff Krankheit bezeichnet wird, ist lediglich eine Anhäufung von Symptomen, die sich als Folge einer seelisch-geistigen Disharmonie körperlich bemerkbar machen.

Wie wirken die Bach-Blüten?

Zu den Wirkungen der Bach-Blüten sagte Dr. Bach in seinem Vortrag in Sothport im Februar 1931:
„Die Wirkung dieser Arzneien besteht darin, daß sie unsere Schwingungen anheben und unsere Gefäße für die Aufnahme unseres geistigen Selbst öffnen, daß sie unser Wesen mit der bestimmten Tugend erfüllen, deren wir bedürfen, und den Fehler hinauswaschen, der Schaden und Leid verursacht. Wie schöne Musik oder irgend etwas anderes Erhebendes, das uns Inspiration schenkt, sind sie imstande, unser innerstes Wesen zu erheben und uns unserer Seele näherzubringen. Dadurch schenken sie uns Frieden und lindern unser Leiden. Sie heilen nicht durch einen Angriff auf die Krankheit, sondern indem sie unseren Körper mit den schönen Schwingungen unseres höheren, geistigen Wesens überfluten, in dessen Anwesenheit Krankheit hinwegschmilzt wie Schnee in der Sonne".

Viele Patienten fragen allerdings: Können denn so ein paar Tröpfchen überhaupt etwas bewirken, und erst recht bei meinem schweren Beschwerdebild? Die Antwort ist ganz einfach: Ja, sie können helfen; die Erfahrungen beweisen es tausendfach. Man bedenke doch einmal, was zum Beispiel die Atomkraft für verheerende Folgen hat. Auch hier sind es kleinste Mengen,

die eine riesige Wirkung hervorrufen. Ähnlich verhält es sich bei den Heilmitteln der Blütentherapie, nur, daß deren Energien eine riesige Wirkung im positiven Sinne zeigen. Den wenigen unscheinbaren Tropfen des Heilmittels wohnt eine Kraft inne, die es möglich macht, daß zum Beispiel Depression in Heiterkeit umschlägt oder Angst sich in Mut umwandelt.

Damit der Organismus sich selbst heilen kann, und das heißt, daß er wieder in ein harmonisches Gleichgewicht gerät, ist es unter anderem erforderlich, daß das vorhandene positive Potential gestärkt wird. Nur so kann das vorhandene negative Potential ausgeglichen und die Harmonie wieder erlangt werden. Anders ausgedrückt heißt das: Nicht der Stoff heilt sondern die Energie.

Dr. Hahnemann, der Begründer der Homöopathie, nannte die heilende Energie bei den homöopathischen Mitteln die geistartige Kraft. Diese besitzen auch die Heilmittel nach Dr. Bach. Durch ihre besonders hohen Schwingungen wirken sie energetisch auf die feinstoffliche Ebene eines Lebewesens ein. Es ist die den Heilmitteln innewohnende Kraft, die das Befinden ändert und so Erkrankungen zu heilen vermag.

Bei den Blütenmitteln finden sich die Kräfte der gesamten Pflanze – die alle in den Blüten konzentriert sind –, die Kräfte des Wassers und der Sonne zu einer Einheit zusammen, deren geballte Energie dann hohe Wirkung zeigt. Daß die verschiedenen Versuche, die Wirkung der holistischen (ganzheitlichen) Bach-Blütentherapie wissenschaftlich zu erklären, bisher zu keinen befriedigenden Lösungen führten, ist für den praktischen Nutzen der Therapie nicht von Bedeutung. Wissenschaft und Technik haben dem Menschen bisher große Fortschritte erlaubt; doch noch immer gibt es Dinge im Universum, die die Wissenschaft bisher nicht zu erklären in der Lage ist. Hierzu gehört auch das zukunftsträchtige Wissen Dr. Bachs. Lediglich mittels Kirlianfotografie konnte die Wirkung dieser Heilweise nachgewiesen werden. Diese spezielle Form der Fotografie macht es möglich, die Aura von Lebewesen fototechnisch festzuhalten und sichtbar zu machen. Anhand der Aufnahmen von Menschen vor der Therapie und nach der Behandlung mit den Bach-Blüten konnte eindeutig eine Veränderung sichtbar gemacht werden.

Alles ist Schwingung und Energie. So ist es auch mit unserem Körper. Wenn sich Körper, Seele und Geist in harmonischer Schwingung befinden und energetisch ausgeglichen sind, ist für Krankheit kein Platz. Wenn aber Schwingung und Energie ihr Gleichgewicht verlieren, dann muß der aus dem Gleichgewicht geratene Zustand durch individuell angepaßte Schwingungs- und Energieschübe wieder hergestellt werden.

Wie stellt man die richtige Diagnose?

Vor jeder Behandlung muß eine sachgerechte, verantwortbare, individuelle Diagnose stehen. Dies gilt selbstverständlich auch in der Blütentherapie nach Dr. Bach. Aus den bisherigen Ausführungen zur Blütentherapie ergibt sich der Weg der Diagnose schon fast von selbst. Für die Therapie ist „die Krankheit, der Krankheitsname" ohne Bedeutung. Irgendwelche speziellen medizinischen Kenntnisse sind, und das ist auch das Besondere dieser Therapie, nicht von Bedeutung. Nicht die Krankheit als solche, sondern wie der Betroffene mit ihr umgeht und wie er auf sie reagiert, ist entscheidend. Die entsprechenden Hinweise ergeben sich aus den individuellen Zuständen wie Angst vor Alleinsein oder Verlangen nach Alleinsein, Zorn, Niedergeschlagenheit, Besorgnis, Zweifel, Traurigkeit usw. Sie zeigen an, welches Heilmittel erforderlich ist. So hat es Dr. Bach gesehen. Auch für ihn war das Gemüt der empfindlichste Teil des Menschen und deshalb auch der allerbeste Weg zum erforderlichen Heilmittel.

Alle körperlichen Erkrankungen haben nach der Auffassung Dr. Bachs überwiegend negative Verhaltensmuster, Stimmungen und Charaktereigenschaften als wesentliche Ursache. Wenn diese psychischen Störungen und Disharmonien über einen längeren Zeitraum bestehen bleiben, bilden sich Verkrampfungen, funktionelle Störungen, gar chronische Störungen und Degenerationen.

Ziel der Diagnose ist es also, die Disharmonien und die sich negativ auswirkenden Eigenschaften des Patienten herauszufinden. Dies ist natürlich nicht immer ganz einfach. Wer einerseits die geistigen Grundlagen der Heilweise Dr. Bachs aufgenommen und verarbeitet hat und andererseits über eine angeborene Befähigung, eine ganz besondere Intuition verfügt, der ist in der Lage, mit diesen Eigenschaften leicht das passende Heilmittel herauszufinden.

Dr. Bach selbst hatte ein besonders hohes Maß an Intuition, er war eine überragende Persönlichkeit mit großen Heilkräften. Wer nicht mit einer derart ausgeprägten Intuition gesegnet ist, wird sich den Weg zum richtigen Heilmittel zunächst erarbeiten müssen. Hat man aber erst einmal den geistigen Hintergrund dieser Therapie erfaßt, kann man die Anwendung dieser Heilweise relativ leicht nachvollziehen. Dr. Bach selbst hatte den Wunsch, daß seine Heilmethode auch als Selbstheilungsmethode weite Verbreitung finden möge. Wichtigste Voraussetzungen hierfür sind die richtige persönliche Selbsteinschätzung, die Schulung der eigenen Beobachtungsgabe, Liebe zur Natur und zu allem Lebendigen und die Bereitschaft, den Betroffenen – also auch sich selbst – mit all seinen Problemen ernst zu nehmen. Nachfolgend sind die wichtigsten Grundregeln zur Stellung der Diagnose zusammengefaßt:

Wenn Sie sich selbst diagnostizieren und behandeln wollen

Dies geht nicht ohne eine gesunde und rigorose Selbstkritik. Sie müssen bereit sein, sich selbst mit aller Offenheit kritisch zu sehen. Sie müssen andere, beispielsweise Verwandte, Bekannte, Arbeitskolleginnen und -kollegen darüber befragen, wie sie Sie einschätzen, was sie von Ihnen in dieser oder jener Situation halten. Sie müssen dann bereit sein, die gemachten Angaben differenziert danach zu beurteilen, ob das Gesagte – egal ob es positiv oder negativ war – auch ehrlich gemeint ist. Sie müssen weiter bereit sein, diese Angaben dann in Ihre Eigenkritik einfließen zu lassen. Nur so können Sie Ihre Stärken und Schwächen, seien sie angeboren oder erworben, erkennen.

Wenn Sie andere diagnostizieren und behandeln wollen

Für die Fremdbehandlung ist es erforderlich, daß Sie sich konzentriert auf den anderen einstellen. Sie sollten genau hinhören, was der andere sagt. Vor allen Dingen müssen Sie den anderen zunächst einmal reden und ausreden lassen. Der Betroffene sollte wirklich alles aus sich herausreden können, auch das, was tief in seinem Inneren schlummert.

Lassen Sie das Gesagte auf sich wirken, nehmen Sie es auf, damit es in Ihnen selbst das richtige Heilmittel bildlich heranwachsen läßt. Versetzen Sie sich in die Situation des anderen, versuchen Sie nachzuempfinden, was der Betroffene denkt, was er fühlt, wie er sich gibt, wie und was er spricht. Nicht immer meint der Betroffene mit seinen Äußerungen das, was Sie darunter verstehen. Es wird also entscheidend darauf ankommen, daß Sie erfühlen, was er mit seinen Äußerungen wirklich meint und wie er selbst sie empfindet. In den meisten Fällen wird der Betroffene Ihnen nicht die klaren Aussagen geben, die Sie benötigen, um das passende Heilmittel zu finden. Häufig sind es nur versteckte Hinweise, die Sie auf die Spur führen können. Nicht alle Menschen reden munter drauflos; manchen muß man sozusagen jedes Wort aus der Nase ziehen. Doch schon das kann in sich einen Hinweis auf einen Charakterzug dieses Menschen darstellen.

Bei einem einsilbigen Gesprächspartner ist es entscheidend, wie Sie Ihre Fragen stellen. Formulieren Sie sie niemals so, daß sie mit „Ja" oder „Nein" beantwortet werden können. Die Fragestellung muß vielmehr so sein, daß die Antwort einer Beschreibung eines Zustandes gleichkommt. Wenn Sie einen Menschen fragen, ob er sich zuviel Sorgen um andere macht, werden Sie in vielen Fällen ein Nein als Antwort erhalten. Wenn Sie demselben Menschen jedoch Situationen vorgeben mit der Bitte, sich zu diesen Situationen zu äußern, werden Sie sehr schnell erkennen, daß doch eine übermäßige Besorgnis vorhanden ist, von der der Betroffene selbst vielleicht gar nichts wußte oder die er nicht als solche gedeutet hätte. Oder wenn beispielsweise eine Betroffene sagt: „Also mein Mann sagt immer...", so kann dies der versteckte Hinweis sein, daß die Betroffene sich zu stark unterordnet oder fremdbestimmt ist. Zusätzlich kann es sich noch um einen Menschen handeln, der von Natur aus erheblich mehr Freiheiten benötigt, als dies bei einem anderen der Fall ist, woraus ein erheblicher Konflikt entstehen kann.

Kriechen Sie förmlich in den zu Behandelnden hinein, lernen Sie, zwischen den Worten zu lesen, bei den Dingen, die dieser Mensch Ihnen anvertraut. Lernen Sie vor allen Dingen auch zu unterscheiden: Handelt es sich bei dem, was sich im Gespräch herauskristallisiert, um eine grundsätzliche Charaktereigenschaft oder um einen vorübergehenden Zustand? Ist der Betroffene beispielsweise wirklich arrogant oder erscheint er nur so, weil er eine Schwäche überdecken will? Oft müssen zunächst einmal die vom Betroffenen gewollt zur Schau gestellten Eigenschaften behandelt werden, bevor man zum eigentlichen Geschehen gelangen kann. Der Betroffene ist also von seiner Schale zu befreien, damit man zu seinem Kern gelangt. Sein Panzer

muß sozusagen Schicht um Schicht abgetragen werden, erst dann kann man zu dem vordringen, was der Betroffene wirklich ist. Und seine Stärken sind dann entsprechend zu fördern.

Das endgültige Ziel der Diagnose besteht darin, den Gleichklang zwischen den Charakterzügen des zu Behandelnden und den entsprechenden Blüten zu finden. Es gilt, das Heilmittel zu finden, welches die richtige Schwingung und Energie besitzt. Um zu zeigen, wie das in der Praxis vor sich geht, sei hier der mögliche Ablauf einer Diagnose als Beispiel gegeben. Die verschiedenen Aspekte, die beleuchtet werden, sollen lediglich ein roter Faden sein; die Liste ließe sich beliebig verlängern. Die meisten Angaben werden bei den Mittelbeschreibungen wieder erwähnt – so lernen Sie, die besonderen Persönlichkeitsaspekte den jeweiligen Blüten richtig zuzuordnen:

Vor Beginn der Behandlung lasse ich mir gern einen von Hand geschriebenen Lebenslauf schicken. Es geht dabei weder um die richtige Grammatik noch um Schönschrift oder um den tabellarisch exakt geordneten Inhalt des Lebenslaufes, sondern lediglich darum, welches Ereignis den Hilfesuchenden in seinem Leben tief erschüttert und bewegt hat, ihn erfreute oder glücklich machte. Das Anfertigen des Lebenslaufs hat mehrere Vorteile: Zum einen denkt der Patient über die genannten Dinge in seinem Leben nach (was er vielleicht noch nie getan hat), und zum anderen bietet die Art und Weise, wie er über diese für ihn wichtigen Ereignisse berichtet, bereits den ersten Anhaltspunkt dafür, welche denn die für ihn zutreffenden Blüten sein könnten.

Wenn man den Patienten dann persönlich vor sich hat, ist besonders zu bewerten, was stark hervortritt; diese Eigenschaften merken Sie sich oder schreiben Sie sich auf. Folgende Vorgehensweise ist dabei möglich:

1. Schauen Sie sich den Patienten zunächst genau an. Verschaffen Sie sich einen Gesamteindruck vom Äußeren des Patienten, schon auf den ersten Blick werden Sie viel erkennen können. Mit der Zeit schulen Sie Ihre natürliche Beobachtungsgabe. Folgen Sie zunächst Ihren Eingebungen. Bekanntlich ist hierbei der erste Gedanke meistens auch der beste.

2. Beachten Sie besonders den Ausdruck der Augen, der blitzend, unruhig, stechend, gierig, verträumt, nervös, hektisch, bedächtig, traurig, entrückt, abweisend, zustimmend, unterwürfig, bestimmend, und so weiter sein kann. Auch der Zustand der Haut ist wichtig. Ist sie rot, rosa, blaß, gelblich, weiß, grau, eingefallen, geschwollen oder aufgedunsen, sind Ringe unter den Augen, ist sie eher klar oder unsauber? Die meisten dieser Angaben finden Sie auch in den jeweiligen Heilmittelbeschreibungen wieder.

3. Dann betrachten Sie die Hände, auch wenn Sie keine oder noch keine Kenntnisse in der Handlesekunst besitzen. Probieren Sie es aus. Streichen Sie über die Handinnenflächen; sind sie weich oder hart, sensibel oder rauh? Achten Sie auch auf das Linienbild: Sind es viele, wenige, breite, schmale, tiefe oder oberflächliche Linien?

4. Beobachten Sie die Bewegungen, die fahrig, ruhig, gezwungen, gebremst, geziert, konventionell, fürsorglich, sprunghaft, elegant, protzig, verschüchtert, ängstlich usw. sein können.

5. Achten Sie auch auf die Stimme, die Worte und die sie begleitende Gestik. Werden bestimmte Sätze häufig wiederholt, beispielsweise „Ich habe Angst vor...", „Ich hasse es, wenn...", oder „Also, mein Mann sagt immer", gibt das bereits deutliche Hinweise. Ist aus Worten und Gestik ein dominant-gebieterisches (Vine) oder eher ein apathisches, interesseloses (Wild Rose, Clematis, Honeysuckle) Verhalten abzulesen? Spricht Unsicherheit (Cerato, Walnut, Scleranthus), Ungeduld (Impatiens) oder Selbstmitleid (Chicory) daraus? Spüren Sie, daß das alles nicht ganz echt ist (Agrimony) oder daß sehr starke Ich-Bezogenheit daraus spricht? (Beechvine) Gibt der Betroffene dem Gesagten einen depressiven, müden (Gentian, Gorse, Mustard) oder eher verbitterten Ton (Willow)?

Können Sie sich kaum der Aktivität und den sprudelnden Worten des Sprechers entziehen (Vervain)? Spüren Sie eine Wand, die sich zwischen Ihnen und dem Gegenüber aufbaut (Water Violet)?

6. Sehr interessante Fragen, die auf die tiefen Seinsschichten des einzelnen abzielen, sind:
a) Welche Rolle würden Sie gerne spielen? (Lassen Sie sich diese Rolle genau beschreiben.)
b) Welcher Baum oder welches Tier wären Sie gerne? (groß, klein, mächtig, zierlich, niedlich, elegant, beschützend, umfassend)
c) Empfinden Sie Ihre berufliche Tätigkeit als befriedigend, oder würden Sie gerne tauschen? (Mit wem, warum, Vorteile, Nachteile?)
d) Was mögen Sie an Ihrer/m Umwelt/Partner am liebsten? (Gibt auch Aufschluß über die „positiven" Seiten des Betroffenen.)
e) Was hassen Sie an Ihrer/m Umwelt/Partner am meisten? (Gibt auch Aufschluß über die „negativen" Seiten des Befragten.)

7. Versuchen Sie jetzt, sich die verschiedenen Heilmittel von ihrem Inhalt und ihrer Aussagekraft her bildlich vorzustellen. Welches oder welche könnten auf den zu Behandelnden zutreffen? Stellen Sie Fragen gemäß den Kernaussagen der einzelnen Heilmittelbeschreibungen (siehe Seite 31 bis 39).

Unter Umständen wird es nötig sein, daß Sie am Anfang alle 38 Mittel darauf überprüfen müssen, ob sie für den zu Behandelnden in Frage kommen. Viel Arbeit und beschwerlich? Sicher. Aber auch hier haben die Götter vor den Erfolg den Schweiß gesetzt. Bedenken Sie auch, wie lang Dr. Bach brauchte um an das gesetzte Ziel zu gelangen. Sie werden jedoch bald merken, wie gut Sie weiterkommen, wie schnell Sie dazulernen und wie Ihre Sinne geschärft werden.

Nehmen Sie niemals eine Behandlung vor, wenn Sie selbst voll Kummer und Sorgen sind! Es würden Ihnen die nötige Konzentration und das erforderliche Einfühlungsvermögen in den Patienten fehlen. Weil Sie zu sehr mit sich selbst beschäftigt sind, entgehen Ihnen viele Informationen, die ausgesprochen oder unausgesprochen (Gestik, Körpersprache) ausgesandt werden. Sie könnten deshalb in diesem Fall leicht eine Fehldiagnose stellen.

Bevor Sie darangehen, andere Menschen zu behandeln, sei es einen nahen Angehörigen, sei es einen Fremden, sei es, daß Sie dies beruflich als Heilpraktikerin/Heilpraktiker oder Ärztin/Arzt tun, sei es, daß es sich um einen Freundschaftsdienst handelt, sollten Sie zunächst die theoretischen Grundlagen in einem Seminar bei einer qualifizierten Lehrperson erlernen. Vor allen Dingen sollten Sie zuerst an sich selbst eine Behandlung durchführen oder auch durchführen lassen, damit Sie sich in die Reaktionen, die die Bach-Blüten hervorrufen, einfühlen können.

Wie erkennt man das passende Heilmittel?

Im vorangegangenen Kapitel haben Sie den Weg zum richtigen Heilmittel kennengelernt. Sie haben erfahren, was Sie bei der Beobachtung und Befragung des Betroffenen zu beachten haben und daß Sie sich in den zu Behandelnden im wahrsten Sinne des Wortes hineinversetzen müssen. Irgendwann haben Sie dann alle wichtigen Fragen im Gespräch abgeklärt, Ihre „Ermittlungen" sind abgeschlossen. Je nachdem, wie weit Sie in der Kunst der Anwendung der Blütentherapie bereits fortgeschritten sind, sind Ihnen während der Diagnosestellung bereits die Mittel eingefallen, die hier Linderung schaffen könnten. Trotzdem müssen Sie Ihre Beobachtungen fortsetzen; die Schilderungen des zu Behandelnden und seine Antworten auf Ihre Fragen sind jetzt noch genauer zu durchleuchten und mit den Heilanzeigen der Mittel zu vergleichen.

Sie werden feststellen, daß sich unter den Mitteln, die für einen bestimmten Patienten in Frage kommen, möglicherweise ein, zwei oder drei besonders hervorheben. Geben Sie sich damit noch nicht zufrieden, prüfen Sie erst anhand der ausführlichen Beschreibungen, ob nicht möglicherweise doch ein anderes Mittel besser auf den Patienten zugeschnitten wäre. Auf diese Art werden die passenden Mittel regelrecht eingekreist. Dabei kommt es darauf an, möglichst ein Hauptmittel herauszufinden, welches den Zustand des Patienten zum jetzigen Zeitpunkt insgesamt widerspiegelt. Dieser Blüte geben Sie unbedingt den Vorzug. Wie es überhaupt immer das Ziel sein sollte, möglichst nur ein Mittel als das Hauptmittel für den Betroffenen herauszufinden. Sie werden aber feststellen, daß Sie häufig – gerade am Anfang – zwischen viel mehr Mitteln, fünf, sechs oder noch mehr, eine Wahl treffen müssen. Gehen Sie dann die Beschreibungen der einzelnen Heilmittel noch einmal gründlich durch, und bewerten Sie diese Angaben nach ihrer Wichtigkeit für den augenblicklichen Zustand des Patienten und danach, welcher Sollzustand im Moment von dem Betroffenen als besonders wichtiges Ziel angesehen wird. Hat man das herausgefunden, werden automatisch einige Mittel in den Hintergrund treten, die allerdings im weiteren Verlauf der Behandlung unter Umständen wieder an Bedeutung gewinnen können. Weitere Informationen zu diesem Punkt stehen im Kapitel: „Wie kann die Heilung verlaufen?" (siehe Seite 84 bis 86). Mehr als fünf Essenzen sollte man nicht für eine Heilmittelmischung verwenden. Kommen Sie dennoch zu dem Ergebnis, daß mehr als fünf Mittel eingesetzt werden sollten, so muß Sie das als Anfänger keinesfalls entmutigen (es ist noch kein Meister vom Himmel gefallen). Es gibt zwei Möglichkeiten, wie Sie die Mittel reduzieren können:

1. Es wird zunächst eine Mischung aus drei Mitteln hergestellt, die alle den Aspekt „Klärung" beinhalten, nämlich:
   Wild Oat – Zielsetzung
   Crab Apple – Klärung
   Cerato – Sicherheit.
2. Es werden die Notfalltropfen (siehe Kapitel „Was sind Notfalltropfen?", Seite 80) eingenommen. Diese Möglichkeit sollte dann gewählt werden, wenn der Verdacht besteht, daß bewußte oder unbewußte Blockaden gegen die Blütentherapie manifest sind.

Wenn Sie sich für eine der beiden Möglichkeiten entschieden haben, werden von der gewählten Mischung 14 Tage lang viermal täglich drei Tropfen eingenommen (Näheres dazu im Kapitel „Wie erfolgt die richtige Einnahme und Dosierung?", siehe Seite 81).

Nach 14 Tagen diagnostizieren Sie erneut, wobei Sie die bereits erarbeiteten Ergebnisse mit heranziehen. Sie werden dann feststellen, daß die Wichtigkeit verschiedener Mittel einen anderen Stellenwert erhalten hat und Sie eine weitere Begrenzung der Zahl der Mittel erreichen können.

Um zu erkennen, welches das jeweils passende Heilmittel ist, müssen Sie unbedingt jedes einzelne Mittel in seiner Grundstruktur geistig verinnerlicht haben. Jedes Mittel muß für Sie sozusagen Menschengestalt angenommen haben. Das heißt, Sie müssen den vor Ihnen sitzenden Menschen in Einklang bringen mit der Kraft der Blüten, also gleichsam beide, Blüte und Mensch, als Partner zusammenbringen.

Nochmals, weil es wirklich so wichtig ist: Ein dauerndes, individuelles Beobachten, Erfühlen und Studieren des Patienten ist in jedem einzelnen Fall eine Grundvoraussetzung. Menschen stellen ja oftmals mehrere Charakterzüge zur Schau, so daß zu entscheiden ist, ob zunächst nur eine Wesensart oder gar mehrere für eine Behandlung bedeutungsvoll sind. Hierbei ist als besonders wichtig zu beachten, daß bei der richtigen Auswahl eines Mittels automatisch auch andere störende Charaktermerkmale beseitigt oder in positive Bahnen gelenkt werden. Je besser Sie die Mittel geistig zu erfassen vermögen (und die Erfahrung wird Ihnen im Laufe der Zeit hierbei immer mehr Fähigkeiten verleihen), desto leichter wird Ihnen die Auswahl gelingen. Auch Ihre Intuition wird Ihnen dabei im Laufe der Zeit eine immer größere Stütze sein.

Außerdem sollten drei ganz wesentliche Gesichtspunkte bei der Auswahl des jeweils passenden Heilmittels immer in die Betrachtung mit einbezogen werden:

1. Welches Ziel will man erreichen?

Wir unterscheiden grundsätzlich zwischen:
- dem augenblicklichen, akuten Zustand und
- der Konstitution.

Die Behandlung des augenblicklichen, akuten Zustandes:
Für den Betroffenen ist es oftmals leichter (und auch wichtiger), einen akuten Zustand mittels der Bach-Blüte „abzuarbeiten". So kann man sich langsam von „oben nach unten" zum eigentlichen Problem vortasten.

Die Behandlung der Konstitution:
Direkt die Konstitutionsblüten einzusetzen kann leicht zu tiefen seelischen Erschütterungen führen, auf die der Patient vorbereitet werden muß, über deren Tragweite sich aber auch der Behandler im klaren sein sollte.

Es muß von Fall zu Fall entschieden werden, für welches Ziel man sich zum Wohle des Bach-Blüten-Patienten entscheidet.

2. Warum wird das eine oder das andere Heilmittel benötigt?

Angenommen, ein Patient hat Angst vor Aufzügen, er fürchtet sich davor, in einen Aufzug einzusteigen. Dann wäre Mimulus das richtige Mittel. Aber jetzt sollte nie die Frage fehlen: Warum hat der Patient diese Angst? Liegt dieser Angst ein Schock zugrunde (Star of Bethlehem)? Hat der Patient vor vielen Jahren Panik (Rock Rose) in einem geschlossenen Raum erlebt, die später die Angst vor Aufzügen ausgelöst hat? Wurde der Patient irgendwann einmal in einem Aufzug belästigt und konnte sich nicht wehren (Centaury)? Man könnte die Liste der Ursachen, weshalb die Angst in und vor Aufzügen besteht, fortsetzen. Dieses Beispiel sollte nur demonstrieren, wie wichtig es ist, sich die Frage nach den Hintergründen zu stellen. Denn danach läßt sich bestimmen, was als „Symptomblüte" und was als „Konstitutions-" oder „Ursachen-Blüte" zu gelten hat.

3. Aspekte unserer Persönlichkeit

Es gibt Aspekte in uns, die wir an uns selbst mögen und demzufolge auch an anderen. Züge, die wir von uns kennen, die wir aber ablehnen, werden wir auch bei anderen ablehnen.

Sie werden auch in erster Linie die Charaktermerkmale an anderen Menschen erkennen und interpretieren können, die Sie selbst von sich kennen. Aber etwas, das sie selbst nie erlebt oder nie gespürt haben, können Sie einem anderen Menschen nicht in voller Konsequenz nachfühlen. Aus diesem Grunde sind die Blüten, die wir am häufigsten an anderen „erkennen", wir selbst. Und hier liegt ein „Problem" der Bach-Blütentherapie: die Projektion eigener Vorzüge und Nachteile auf unser Gegenüber. Deshalb gilt: Blüten, die Sie selten bei anderen einsetzen, haben entweder fast nichts oder aber sehr viel mit Ihnen selbst zu tun. Das heißt, Sie wollen – bewußt oder unbewußt – bestimmte Dinge nicht wahrnehmen und nicht wahrhaben. Sie lehnen diese Blütenheilmittel als „überhaupt nicht für Sie passend" ab. Gerade mit den hiermit verknüpften Seelenzuständen sollten Sie sich intensiv beschäftigen und sie zu verinnerlichen versuchen; zu Ihrem eigenen Besten und damit Sie diese Züge auch an anderen erkennen können.

Natürlich besteht auch die Möglichkeit, daß Ihnen die Potentiale einer bestimmten Blütenessenz wesensfremd sind. Jedoch können die damit verbundenen Seelenzustände von Ihnen nachvollzogen werden.

Welche spezifischen Eigenschaften haben die 38 Heilmittel?

Bei jeder folgenden detaillierten Heilmittelbeschreibungen finden Sie Informationen und Erläuterungen zu den nachstehenden Punkten:
- die Nummer des Mittels
- die englische Bezeichnung
- die deutsche Bezeichnung
- den botanischen Namen
- die Blütezeit
- die Herstellungsmethode
- Den Ist-Zustand:

    Dies ist der akute Zustand, in dem sich der zu Behandelnde zum Zeitpunkt der Diagnosestellung befindet. Es ist der charakterliche, typmäßige, psychische Zustand, der als Kernaussage durch die umfassende Diagnose herausgearbeitet wird. Selbstverständlich können bei einem Betroffenen mehrere verschieden stark ausgeprägte Ist-Zustände, vorhanden sein.
- Den-Soll-Zustand:

    Der Zustand, zu dem der zu Behandelnde durch die Einnahme des Heilmittels hingeführt werden soll, damit er wieder zu seinem individuellen harmonischen Gleichgewicht gelangt.
- Die Kurzbeschreibung:

    Hier wird die Signatur des Baumes, der Pflanze, des Wassers vorgestellt, und bereits eine gewisse Parallele zwischen Menschentyp und Bach-Blüte gezogen.

- Die Kernaussage:

    Hier wird ein detaillierter Einblick gegeben in das Seelenleben, in die typischen Eigenschaften des Patienten. Im Grunde genommen sind dies positive Eigenschaften, die aber negativ gelebt werden. Hier ist in Kurzfassung das Spiegelbild des Betroffenen wiedergegeben. Die Kernaussagen sind selbstverständlich nicht immer und bei jedem Patienten in der hier dargestellten Gesamtheit feststellbar. Der eine oder andere Aspekt wird gelegentlich ganz fehlen, in anderen Fällen wird er zunächst kaum auffallen oder nur versteckt vorhanden sein.
- Aussagen der Personen, die der Blüte entsprechen:

    Hier finden Sie mögliche und häufig vorkommende Aussagen von den jeweils Betroffenen. Die Patienten selbst werden sich in diesen Aussagen am ehesten wiedererkennen. Die Zusammenstellung erhebt keinen Anspruch auf Vollständigkeit. Sie dient dazu, die Kernaussagen in sogenannte Tagesaussagen umzusetzen. Diese sollen bei der Diagnose helfen, die Aussagen des Patienten richtig einzuordnen oder auch durch richtige Fragestellung zu entsprechenden verwertbaren Aussagen zu gelangen. Diese Fragen können für die Erstellung eines eigenen Fragebogens Verwendung finden.

- Einen weisen Spruch:
  Er beschließt die Beschreibung und soll zum Nachdenken über das jeweilige Typenbild animieren. Menschen, die dem jeweiligen Blütenbild entsprechen, haben einen besonderen Zugang zu diesen Sinnsprüchen.

Die sieben Heilmittelgruppen

Bevor Sie sich jetzt mit den einzelnen Heilmitteln beschäftigen, müssen Sie die vorherigen Kapitel studiert und verinnerlicht haben.

Die 38 Heilmittel werden in sieben Gruppen dargestellt, die sich an den Kernaussagen Dr. Bachs orientieren. Bei den Gruppen handelt es sich um ein Gerüst, das Sie selbst mit weiterem Leben füllen müssen. Im Verlauf des Studiums der Heilmethode werden sie feststellen, daß natürlich fließende Übergänge und Überschneidungen gegeben sind. Sie werden feststellen, daß mancher zu Behandelnde oder auch Sie selbst spontan sagt: „So bin ich" oder „Das liegt bei mir nicht vor" oder „Das mache ich nicht." Täuschen Sie sich nicht, und lassen Sie sich nicht täuschen. Bei genauem Hinsehen und Überdenken werden Sie sich selbst garantiert bei der einen oder gar bei mehreren Heilmittelgruppen wiederfinden und auch den Patienten entsprechend einordnen können.

Gruppe 1: Angst und Ängstlichkeit als Grundlage

02 Aspen
Espe, Zitterpappel
(Populus tremula)
Blütezeit: März bis April
Herstellung der Essenz:
Kochmethode
Ist-Zustand:
unbekannte Befürchtungen
Soll-Zustand:
furchtloser Lebensmut

Kurzbeschreibung:
In der Signatur des Baumes ist eine Redensart des Volksmundes ausgedrückt: Zittern wie Espenlaub. Das feine Vibrieren der Blätter ist sogar bei Windstille zu hören. Geradeso, als ob eine ferne, unbekannte, nicht greifbare Macht den Baum zum Erzittern brächte.·

Kernaussagen der Blüte:
Aspen ist für Menschen, die Angst haben; vor etwas, wofür es keinen vernünftigen Grund gibt, und die diese Menschen selbst nicht erklären können. Es ist eine unmotivierte, grundlose, tiefe Angst, die sich einer realen Beschreibung entzieht. Es sind die psychologischen Ängste des Lebens, und die Ängste die meist schon von Geburt an bestehen. Oft suchen die Betroffen

Halt im esoterisch-okkulten Bereich, weil sie dort die Bestätigung für außersinnliche Phänomene erhalten; unbewußt ziehen sie eine Parallele zu ihrer eigenen, nicht konkretisierbaren, phänomenalen Angst. Häufig bestehen paranoide Ideen. Solche Menschen lassen sich leicht verängstigen, haben oft Gänsehaut und können unter Verfolgungswahn leiden.

Aussagen von Aspen-betonten Menschen:
- Ich leide unter irrationalen Ängsten und Ahnungen, für die es eigentlich keine vernünftige Erklärung gibt.
- Ich stufe mich selbst als hochsensibel ein und spüre Schwingungen, die die anderen nicht wahrnehmen.
- Ich fühle mich regelrecht verfolgt von meinen Ängsten und Befürchtungen.
- Ich habe (unbegründete)Angst, meinen Partner, Arbeitsplatz, Freunde zu verlieren.
- Meine Umgebung bezeichnet mich als leicht überspannt oder etwas verrückt.
- Ich spreche häufig im Schlaf, bin mondsüchtig, gehe nachtwandeln.
- Ich habe sehr oft die Ahnung, daß bald etwas Schlimmes passiert, weil es einfach in der Luft liegt. Ich spüre das.

Die Angst klopft an die Tür, das Vertrauen öffnet und niemand war draußen.

(Chinesisches Sprichwort)

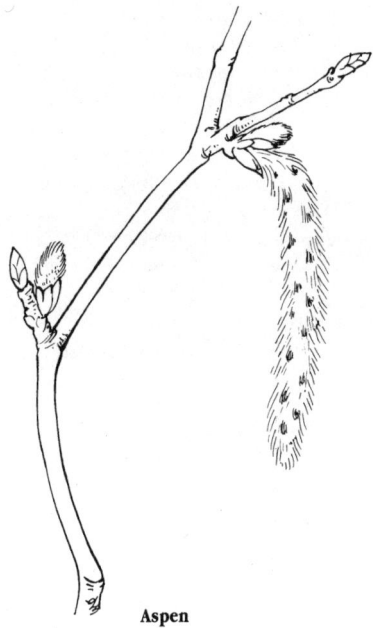

Aspen

06 Cherry Plum
Kirschpflaume (Prunus cerasifera)
Blütezeit: Februar bis April
Herstellung der Essenz:
Kochmethode
Ist-Zustand:
mögliche Kurzschlußhandlung
Soll-Zustand:
entspannte Gemütsruhe

Kurzbeschreibung:
Dr. Bach wurde auf diese Pflanze aufmerksam, als er unter den extremen Schmerzen einer Nebenhöhlenvereiterung litt, die ihn fast um den Verstand brachten. Die Kirschpflaume ist einer der ersten Bäume, der in den Frühlingstagen bei

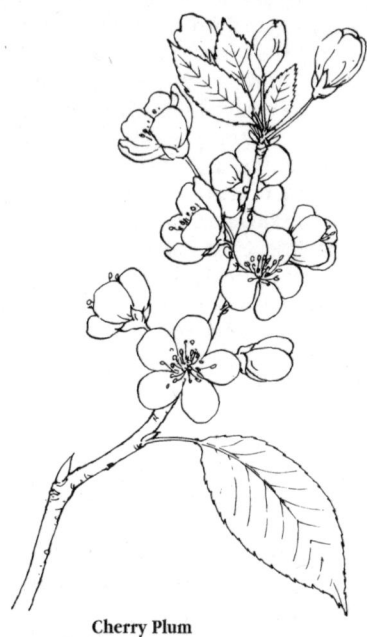

Cherry Plum

ein Mangel an geistiger Kontrolle, der in plötzlichen Gefühlsausbrüchen und hysterischen Anfällen enden kann. Es entgleitet ihnen die Kontrolle über ihr Denken und Handeln. Sie erleben ihre enorme Gefühlsskala sehr zwiespältig. Oft haben sie Angst, verrückt zu werden oder durchzudrehen, und sie tragen sich des öfteren mit Selbstmordgedanken.

strahlendem Sonnenschein seine schneeweiße Blütenpracht präsentiert. Die Verbindung zwischen zwei aufeinanderfolgenden Jahreszeiten, Winter und Frühling, das Neugeborenwerden, mag Dr. Bach veranlaßt haben, in der Pflanze den positiven Seelenzustand der Ruhe und Kontrolle zu sehen.

Kernaussagen der Blüte:
Cherry Plum ist für Menschen, die nicht loslassen können und Angst vor ihren eigenen Gefühlen haben. Sie sind oft innerlich zum Zerreißen gespannt, wie ein Vulkan, der kurz vor dem Ausbruch steht. Auf der einen Seite wollen sie sich total kontrollieren, andererseits besteht

Aussagen von Cherry Plum-betonten Menschen:
– Wenn ich doch einmal meinen Gefühlen freien Lauf lassen könnte, ohne Angst vor eventuellen Folgen haben zu müssen.
– Ich denke manchmal an Selbstmord, um endlich von dem extremen Gefühlen des Getriebenseins loszukommen.
– In der Regel habe ich meine Gefühle und Triebe unter Kontrolle, ich habe aber den Eindruck, kurz vor einem Zusammenbruch zu stehen.
– Ich habe richtiggehend Furcht vor meiner eigenen Gewalttätigkeit; ich habe Angst, ich könnte wahnsinnig werden oder den Verstand verlieren.
– Ich bin innerlich total verkrampft und neige zu dem zwanghaften Verhalten, etwas Bestimmtes zu tun, was mir Erleichterung verschafft.
– Ich lebe in ständigem Zwiespalt zwischen meinen gestauten Emotionen und meinem Verstand, ich drehe bald durch.

– Nur weil ich mich selbst ständig und in jeder Beziehung kontrolliere und nach außen hin kühl und reserviert erscheine, habe ich meine Emotionen einigermaßen unter Kontrolle.

Der Gelassene nützt seine Chance besser als der Getriebene.

(Thornton Wilder)

20 Mimulus
Gefleckte Gauklerblume
(Mimulus guttatus)
Blütezeit: Juni bis August
Herstellung der Essenz:
Sonnenmethode
Ist-Zustand: definierbare Ängste
Soll-Zustand: mutige Überwindung

Kurzbeschreibung:
Mimulus gehört zu den ersten Heilmitteln, die Dr. Bach fand. Er beobachtete mit großer Bewunderung, wie sich dieses strahlendgelbe, zarte Gebilde mutig an steinigen Bachläufen behauptet. Als er sah, daß die Pflanze sogar an reißenden Wassern wächst, sich mit aller Kraft dem Lauf des Wassers entgegenstellt, erfaßte er intuitiv den seelischen Charakter dieser Blume.

Kernaussagen der Blüte:
Mimulus ist für Menschen, die Angst vor Dingen haben, die sie genau benennen können: Angst vor Aufzügen, Menschenmengen, Krankheit, Alleinsein, Höhen, Tod, Wasser, Einbrechern, Tieren, Dunkelheit, engen Räumen usw. Es sind die Ängste des täglichen Lebens, Pho-

bien jeglicher Art, gleichgültig, ob diese Ängste real sind oder nicht. Angst wird zum entgegengesetzten Potential des Verlangens: Die Angst, krank zu werden zum Beispiel, sollte ersetzt werden durch das Verlangen, gesund zu sein. Es sind empfindsame bis überempfindliche Menschen, die vielfach nervös, schüchtern, vorsichtig und zurückhaltend sind. Es besteht häufig eine Abneigung gegen kaltes Wasser und laute Geräusche. Die Atmung ist flach. In vielen Fällen liegen neurotische Störungen vor.

Aussagen von Mimulus-betonten Menschen:
– Meine Nerven sind nicht die allerbesten, weil ich mich ständig vor irgend etwas ängstige.

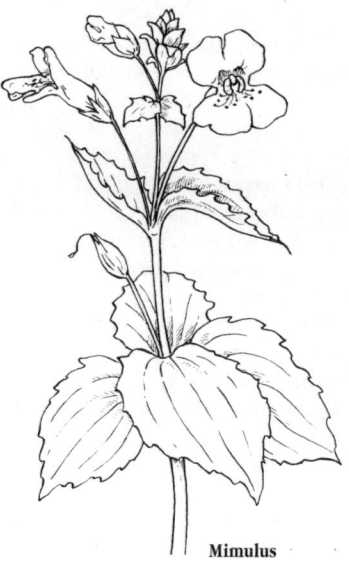

Mimulus

- Häufig werde ich rot und fange an zu stottern.
- Ich bin ein schüchterner Mensch und in vielen Dingen sehr empfindlich.
- Ich erinnere mich, als Kind schon viel Angst gehabt zu haben. Noch heute sehe ich jedesmal unter das Bett, bevor ich schlafen gehe.
- Meine Eltern mußten früher immer das Licht so lange anlassen, bis ich eingeschlafen war.
- Ich leide unter Erwartungsangst (daß wieder ein Asthmaanfall eintritt, ich wieder vom Hund gebissen werde, mir im Kino wieder schlecht wird usw.).
- Wenn ich Angst habe, werde ich ganz nervös, ich bekomme Schweißausbrüche, Herzrasen, und das Wort bleibt mir im Hals stecken.

Die Angst vor der Gefahr ist schrecklicher als die Gefahr selbst.
(Rhodesisches Sprichwort)

25 Red Chestnut
Rote Roßkastanie
(Aesculus carnea)
Blütezeit: Mai bis Juni
Herstellung der Essenz:
Kochmethode
Ist-Zustand:
übertriebene Besorgnis
Soll-Zustand: positives Denken

Kurzbeschreibung:
Der glutvolle Rot-Ton der Blütendolden erinnert an das pulsierende, lebendige Blut, ohne das Mensch und Tier nicht leben können. Dr. Bach wählte gerade diese Blüte aus, weil die Signatur des Baumes (Kraft), der Blätter (nach allen Seiten fingerförmig verzweigt) und der Blüte (rot wie arterielles Blut) die Versorgung (Sorge?) des Lebens widerspiegelt.

Kernaussagen der Blüte:
Red Chestnut ist für Menschen, die sich viel zuviel Sorgen um andere machen. Sie leben in der ständigen Angst, daß den Menschen, die sie lieben, etwas zustoßen könnte (gesundheitlich, finanziell, privat, beruflich, gesellschaftlich). Das ist zum Beispiel die überbesorgte Mutter, die an sich zuletzt denkt, die sich völlig selbstlos für ihre Lieben auf

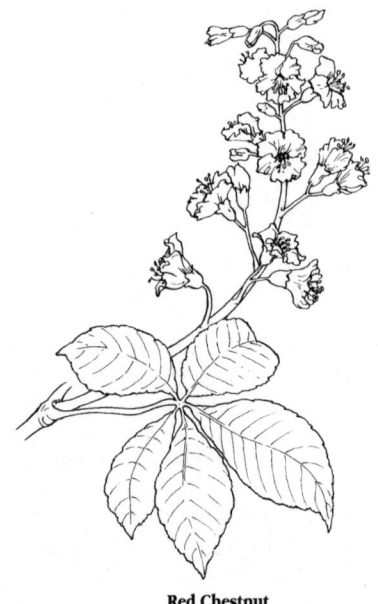

Red Chestnut

opfert und meist (unnütze) Todesängste aussteht, wenn die Kinder nicht in ihrer Nähe, das heißt, nicht von ihr kontrollierbar sind. Diese Menschen üben eine starke, teilweise zwanghafte Kontrolle über andere aus. Sie sind unfähig zum normalpositiven Denken.

Aussagen von Red-Chestnut-betonten Menschen:
- Ich habe ständig die Befürchtung, daß meinen Lieben etwas zustoßen könnte; das wäre schrecklich für mich.
- Meine Lieben sind der Meinung, daß ich es mit meiner Fürsorge und Angst um sie manchmal übertreibe.
- Es wurde mir mal gesagt, daß ich meine Nächsten lieben soll wie mich selbst, jedoch nicht mehr, ich liebe sie aber tatsächlich mehr als mich.
- Man wirft mir Selbstaufgabe vor und sagt, sie geschehe aus egoistischen Motiven heraus.
- Habe ich erfahren, daß nahestehenden Personen etwas passiert ist, drehe ich vor Angst und Sorge um sie fast durch.
- Heute ist ja alles auch so unsicher. Ist es da verwunderlich, daß ich mir Sorgen mache?
- Nur wenn es meiner Familie (meinen Freunden) gutgeht, geht es auch mir gut. Dafür bringe ich schon gern Opfer.

Der, den ich liebe, hat mir gesagt, daß er mich braucht. Darum gebe ich auf mich acht.

(Bertold Brecht)

26 Rock Rose
Gelbes Sonnenröschen
(Helianthemum nummularium)
Blütezeit: Mai bis August
Herstellung der Essenz:
Sonnenmethode
Ist-Zustand: akutes Panikgefühl
Soll-Zustand: ruhige Nervenstärke

Kurzbeschreibung:
Das Sonnenröschen hat bescheidene Ansprüche an Standort und Boden. Meist findet man es an Hängen und Böschungen auf felsigem Grund. Die intensive leuchtendgelbe Signalfarbe des Sonnenröschens, die sich von dem umgebenden Grün der Blätter deutlich abhebt, gibt den Hinweis auf die

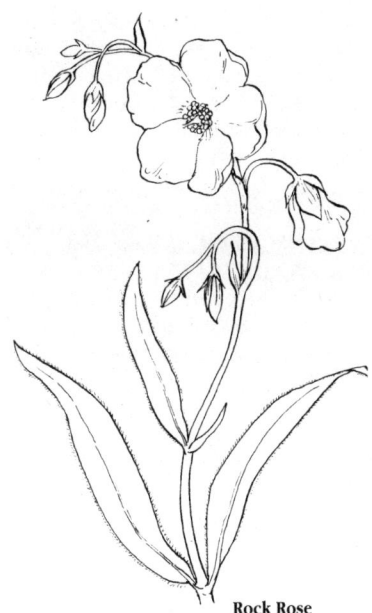

Rock Rose

alarmierenden Überreaktionen der menschlichen Seele.

<u>Kernaussagen der Blüte:</u>
Rock Rose ist für Menschen, die in Situationen geraten sind, in denen Panik herrscht, Angst in einer Form, die nicht mehr steigerungsfähig ist, wenn das helle Entsetzen um sich greift und/oder wenn akute, lebensbedrohende Zustände eintreten. Rock Rose ist auch ein Mittel für Personen, die sehr leicht erregbar und schnell durcheinanderzubringen sind und die wegen ihres schwachen Nervenkostüms bei Überlastung zu rasch in Panik geraten. Sie neigen zur Hysterie und sind gefühlsmäßig labil. Sie können die persönliche nicht von der sachlichen Ebene trennen, leiden an Alpträumen und kennen Zustände der lähmenden Unbeweglichkeit und des Angespanntseins infolge traumatischer Erlebnisse. Sie empfinden häufig panische Angst und verlieren sich in Gedanken, die schrecklich sind.

<u>Aussagen von Rock-Rose-betonten Menschen:</u>
– In bestimmten Situationen bekomme ich plötzlich panische Angst und denke, mein letztes Stündlein habe geschlagen.
– Ich bin häufig mit Gefühlen überladen, die ich nicht abbauen kann. Ich zeige dann Überreaktionen.
– Wenn ich mich bedroht oder eingeengt fühle, kann ich nicht mehr klar denken und gerate zitternd in panikartige Aufregung.

– Ich befinde mich häufig in Situationen, von denen ich einfach überfordert bin; ich werde dann hektisch und reagiere regelrecht neurotisch.
– Ich leide unter den grauenvollsten Angst- und Alpträumen, aus denen ich dann oft schreiend und schweißgebadet mit starkem Herzklopfen erwache.
– Hektik, Nervosität und Unruhe in meiner Umgebung machen mich völlig fertig. Ich kann mich nicht gegen den Streß, den ich mir selbst schaffe, wehren.
– In außergewöhnlichen Situationen reagiere ich voller Angst. Mir ist eiskalt, alles ist eingeschnürt, und ich bin wie gelähmt.

Panik ist Angst als Katastrophe, konzentriert auf ein winziges Zeitstück, in dem alle nur möglichen Ängste eines ganzen Lebens zusammenschießen und präsent werden.

(Heimito von Doderer)

Gruppe 2: Unsicherheit als Grundlage

05 Cerato
Bleiwurz
(Ceratostigma willmottianum)
Blütezeit: August bis Oktober
Herstellung der Essenz:
Sonnenmethode
Ist-Zustand: ständig ratsuchend
Soll-Zustand:
sichere Urteilsfähigkeit

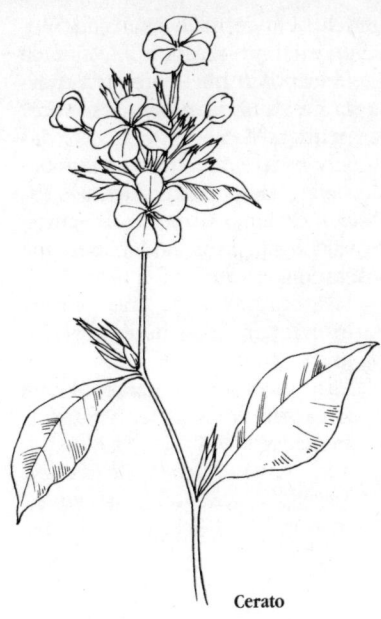

Cerato

ein schwankendes Fähnchen im Winde verhalten. Cerato-betonte Menschen besitzen die gut ausgeprägte Fähigkeit, andere zu imitieren und lieben die Kommunikation über alles. In ihrem Bedürfnis, vorwärtszukommen, informieren sie sich ständig neu und sind dann so klug wie vorher, weil sie oft ihre Zeit für unwesentliche Dinge verschwenden. Den Rat, den sie bekommen, nehmen sie nur in den seltensten Fällen an. Ihrer Intuition vertrauen sie nicht. Ein ganz typischer Ausspruch Cerato-orientierter Persönlichkeiten ist: „Was würdest du an meiner Stelle tun?"

Aussagen von Cerato-betonten Menschen:
– Ich bin ein unsicherer Mensch, deshalb frage ich andere lieber um Rat, ehe ich etwas falsch mache.
– Man merkt mir an, mit wem ich zusammen bin, ich übernehme sehr schnell die Verhaltensweisen anderer .
– Wenn ich irgend etwas machen will, kann ich mich nicht entscheiden, ich muß mich erst bei anderen informieren.
– Menschen, die unsicher sind und ihre Meinung ständig ändern, sind mir ein Greuel und machen mich ganz nervös.
– Ich lege großen Wert auf die Meinung (Mode, Trend) anderer. Aber wenn das mit meiner Grundidee nicht übereinstimmt, werde ich unsicher.
– Ich bewundere die Menschen, die in der Lage sind, schnell zu

Kurzbeschreibung:
Die Bleiwurz, deren Heimatland Tibet ist, läßt sich durch Schneiden von Stecklingen ungewöhnlich rasch vermehren, blüht jedoch nur ein paar Stunden. Dabei weiß sie nicht, zu welcher Farbe sie sich entschließen soll: Erst blüht Bleiwurz bläulich, dann färben sich Blätter und Stengel rot-violett.

Kernaussagen der Blüte:
Cerato ist für die oft unentschlossenen Menschen, die kein Vertrauen in ihre eigene Urteilsfähigkeit und Meinung besitzen. Sie sind unfähig, eigene Entscheidungen zu fällen, müssen andere dauernd um Rat fragen. Sie machen einen unselbständigen Eindruck, weil sie sich wie

einem richtigen Entschluß zu kommen.
– Ich werde häufig aufgrund fremder Beeinflussung veranlaßt, Dinge zu tun, die eigentlich nicht gut für mich sind. Das sagen die anderen auch immer.

Die Unsicherheit ist für die Seele, was die Folter für den Körper ist.

(Sebastian Chamfort)

12 Gentian

Bitterer Enzian (Gentiana amarella)
Blütezeit: Juli bis September
Herstellung der Essenz:
Sonnenmethode
Ist-Zustand:
Entmutigung, Pessimismus
Soll-Zustand:
positive Einstellung, Mut

<u>Kurzbeschreibung</u>:
Stolz und majestätisch reckt sich der Stengel in die Höhe. Seine schalenförmigen Blätter umhüllen den blau blühenden Enzian. Die neuen Blüten entwickeln sich aus dem obersten Blütenkörbchen. Diese Pflanze, die bis zu 70 Jahre alt werden kann und deren Wurzeln nahezu einen Meter tief in den Boden dringen, ist gegen chemische Produkte äußerst empfindlich.

<u>Kernaussagen der Blüte</u>:
Gentian ist für Menschen, die leicht zu entmutigen sind, unter düsteren Stimmungslagen leiden und die eine negative Einstellung zum Leben haben. Bei Rückschlägen, Schwierigkeiten oder Mißerfolgen verzagen sie sehr schnell, sind niedergeschlagen und geben auf. Sie sind melancholisch bis depressiv veranlagt. Sie glauben nicht daran, daß sie zu den Menschen gehören, die auch einmal Glück haben. Sie stehen allen Dingen skeptisch gegenüber. Die Blüte wirkt bei negativer Erwartungshaltung und richtet bei Rückschlägen auf.

<u>Aussagen von Gentian-betonten Menschen:</u>
– Man hat von mir immer schon viel mehr erwartet, als ich erfüllen kann.

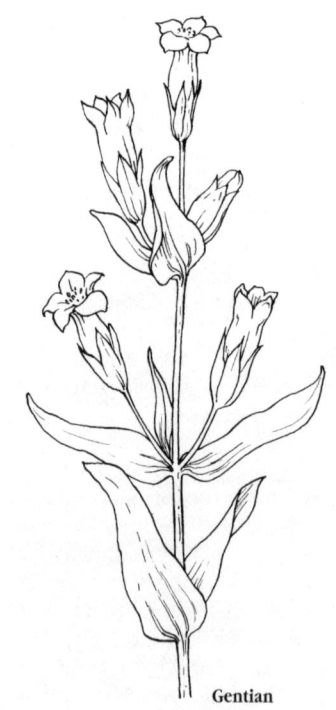

Gentian

– Ich möchte so gern glauben, daß etwas klappt, aber es geht einfach nicht, die Erfahrung bestätigt das ja auch.

– Ich bin ein unverbesserlicher Pessimist.

– Ich stehe den meisten Dingen des Lebens sehr skeptisch gegenüber.

– Es ist besser, immer das Schlimmste anzunehmen, dann wird man wenigstens nicht enttäuscht.

– Ich bin leider viel zu leicht entmutigt und niedergeschlagen.

– Ich weiß schon vorher, daß mir nichts gelingt.

Die glücklichen Pessimisten! Welche Freude empfinden sie, so oft sie bewiesen haben, daß es keine Freude gibt.

(Marie von Ebner-Eschenbach)

13 Gorse
Stechginster (Ulex europaeus)
Blütezeit: März bis Juni
Herstellung der Essenz:
Sonnenmethode
Ist-Zustand:
hoffnungslose Verzweiflung
Soll-Zustand:
hoffnungsfrohe Überwindung

Kurzbeschreibung:
Gelb ist die Farbe der Sonne. Ohne Sonne gedeiht kein Leben. Deshalb ist es nicht verwunderlich, daß Dr. Bach gerade den unverwüstlichen Stechginster aussuchte, dessen saftig grüne Stengel übersät sind mit gelben Blüten und kleinen Dor-

nen, um in den Herzen, die die Hoffnung verloren haben, die Sonne und damit das Leben wieder zu wecken.

Kernaussagen der Blüte:
Gorse ist für die meist blassen, müde gewordenen Menschen, die der Meinung sind, nichts auf der Welt könne ihnen noch helfen. Sie lassen sich zwar zu neuen Versuchen überreden, sind jedoch der tiefen Überzeugung, alles sei völlig zwecklos. Gorse entspricht einem Zustand der Resignation, der dumpfen Verzweiflung und der chronischen Hoffnungslosigkeit. Gorse charakterisiert die Symptomatik der Menschen, die sich mit einem scheinbar unheilbaren Leiden abgefunden haben.

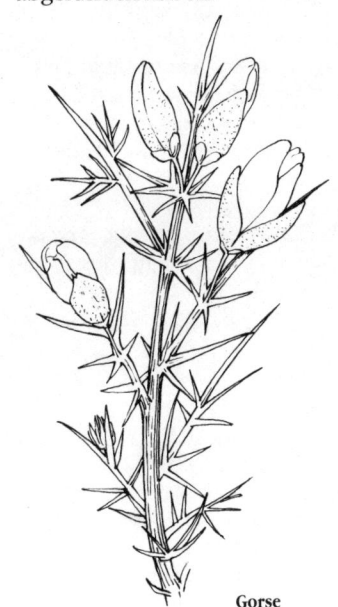

Gorse

- Ich habe die Hoffnung aufgegeben, daß es eine Rettung für mich gibt, es ist alles so sinnlos.
- Es wird und wird nicht besser, ich verzweifle noch daran.
- Alle wollten mir helfen, geholfen hat mir keiner, das ist wohl mein Schicksal.
- Ich habe schon so viele Rückschläge einstecken müssen, jetzt will und kann ich nicht mehr. Einmal muß es genug sein.
- Eigentlich bin ich nur hier, weil man mich dazu überredet hat, helfen wird mir das hier auch nicht.
- Immer bin ich gegen alle Schicksalsschläge angegangen und habe auf Besserung gehofft. Aber all mein Bemühen war völlig zwecklos.
- Ich bin so verzweifelt, alles menschenmögliche habe ich versucht! Doch gar nichts hat sich verändert oder ist besser geworden!

Die Verzweiflung ist eine Hyäne, die sich von der Leiche des Glaubens nährt.

(Frank Thiess)

Kurzbeschreibung:
Die unverwüstliche Hainbuche (auch Eisenbaum genannt, weil das Holz hart wie das Metall ist) hält den größten Verstümmelungen stand und widersteht der stärksten Beanspruchung.

Kernaussagen der Blüte:
Hornbeam ist für Menschen, deren Tagewerk wie ein unüberwindliches Hindernis vor ihnen steht, die typische „Montagmorgen-Stimmungs-Pflanze". Routinearbeiten fallen diesen Menschen schwer, sie sind oft ohne Grund antriebslos, ermattet, müde. Diese Müdigkeit spielt sich jedoch nicht so sehr auf körperlicher, sondern mehr auf mentaler Ebene ab. Es ist das Ge-

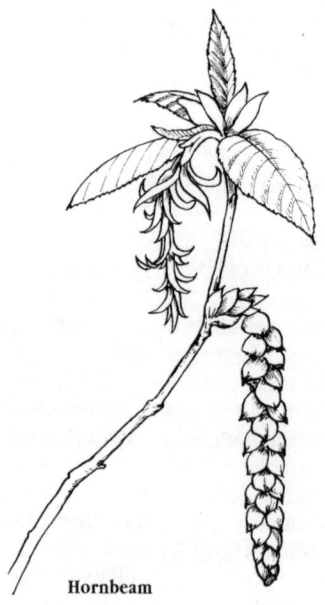

Hornbeam

17 Hornbeam
Hain- oder Weißbuche
(Carpinus betulus)
Blütezeit: April bis Mai
Herstellung der Essenz:
Kochmethode
Ist-Zustand: mentales Durchhängen
Soll-Zustand: geistige Kraft

fühl, geistig ausgelaugt zu sein. Hornbeam ist auch anzuwenden im Stadium der Rekonvaleszenz.

Aussagen von Hornbeam-betonten Menschen:
- Im Grunde genommen habe ich gar nicht so übermäßig viel zu tun, aber wenn ich mir vorstelle, was alles zu erledigen ist, werde ich noch antriebsloser.
- Wenn in meiner Routinearbeit irgend etwas auftritt, das mich ganz und gar fordert und einspannt, werde ich wieder hellwach und bekomme Kraft, alles zu tun.
- Häufig fühle ich mich wie in einer Einbahnstraße.
- Nach einem langweiligen Tag falle ich müde ins Bett und stehe morgens so zerschlagen auf, als ob ich die ganze Nacht nicht geschlafen hätte.
- Je mehr Arbeit ich habe, um so mehr Kraft kann ich zur Durchführung entwickeln, je weniger zu tun ist, um so erschöpfter bin ich davon.
- Bevor ich mit der Arbeit beginne, brauche ich häufig erst mal eine Stärkung oder einen Anreiz, um Lust zum Arbeiten zu bekommen.
- Ich bin oft innerlich so kraft- und antriebslos, und beim Gedanken, etwas zu tun, wird dieser Zustand noch intensiver.

Der Aufschub ist das der Eile entgegengesetzte Laster.

(Martin Luther)

28 Scleranthus
Einjähriges Knäuel
(scleranthus annuus)
Blütezeit: Mai bis September
Herstellung der Essenz:
Sonnenmethode
Ist-Zustand:
unschlüssige Sprunghaftigkeit
Soll-Zustand:
inneres Gleichgewicht

Kurzbeschreibung:
Beim Einjährigen Knäuel erkennt man nicht ohne weiteres, wo der Stengel aufhört und die Stiele abzweigen. Die Signatur ist im Ganzen etwas verworren und unschlüssig. Als könne er sich nicht für eine Blütenfarbe entscheiden, bleibt er bei hellgrün-weißlichen Blütenkronen.

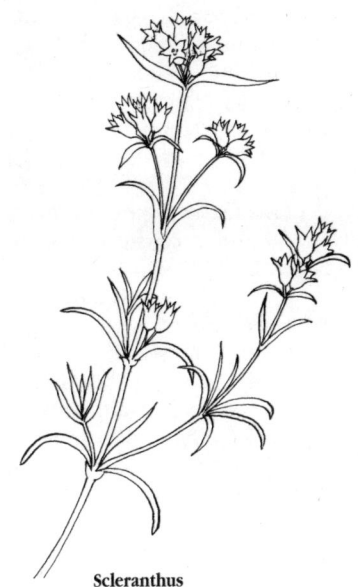

Scleranthus

Kernaussagen der Blüte:
Scleranthus ist für die sehr unent-schlossenen Menschen, die immer zwischen zwei Möglichkeiten hin- und herpendeln, weil sie einmal das eine und dann genau das Gegenteil für erstrebenswert halten. Diese Menschen sehen an allem gleich viel Positives wie Negatives und lei-den unter diesem Zwiespalt. Sie können das Für und Wider nicht objektiv einschätzen, sie tun sich schwer mit Entscheidungen und ringen um eine Antwort, fragen je-doch andere nicht um Rat. Hin-ter diesem Sich-nicht-entscheiden-Können steht in den meisten Fällen die tiefsitzende Angst zu versagen. Oft durften diese Personen als Kind keine Fehler machen. Der betroffe-ne Mensch kann häufig nicht bei ei-ner Sache bleiben und läßt sich gern ablenken. Dr. Bach nannte es die Grashüpfermentalität.

Aussagen von Scleranthus-betonten Menschen:
– In mir ist alles auf Wechsel programmiert, sogar Heißhun-ger wechselt ab mit Appetit-losigkeit, Superaktivität mit to-taler Gleichgültigkeit.
– Es fällt mir schwer, getroffene Entscheidungen auch zu ak-zeptieren, oft gefällt mir das Gegenteil später doch besser.
– Ich bin so sprunghaft; was ich heute unbedingt haben muß, ist mir morgen schon ziemlich gleichgültig.
– Häufig bin ich von einer inne-ren Ungewißheit und Rastlosig-keit erfüllt, dadurch arbeite ich

oft unkonzentriert und erschei-ne vergeßlich.
– Ich kann andere schlecht um Rat fragen, wenn wieder mal eine Situation da ist, in der ich mich nicht entscheiden kann.
– Ich bin ganz unglücklich, weil andere mich für unzuverlässig halten, da ich in meinen Ent-scheidungen oft recht extrem bin.
– Ich habe sehr starke Stim-mungswechsel und bin dazu innerlich zerfahren, ohne ru-henden Pol in meiner Mitte.

Es ist Lebenskunst, in allen Dingen ausgeglichen zu sein.

(Lucius Seneca)

36 Wild Oat

Waldtrespe (Bromus ramosus)
Blütezeit: Juli bis August
Herstellung der Essenz:
Sonnenmethode
Ist-Zustand:
unbestimmte Zielsetzung im Leben
Soll-Zustand:
zielorientiertes Bewußtsein

Kurzbeschreibung:
Die Signatur der sehr verstreut wachsenden Waldtrespe, die so gut wie nie in Gruppen steht oder in Feldern anzutreffen ist, deren Ris-pen locker am Grashalm herunter-hängen, ist auf Bewegung ausge-legt; die Waldtrespe will ihr unbe-stimmtes Ziel über Luft und Wind ausleben. Gleich aus welcher Rich-tung der Wind weht, dorthin be-wegt sich der Halm und überläßt

sich dieser Kraft, völlig unfähig, selbst die Richtung willentlich zu bestimmen.

Kernaussagen der Blüte:
Wild Oat ist für Menschen, die aufgrund ihrer hohen Begabung und ihrer vielseitigen Interessen noch nicht das gefunden haben, was wirklich erstrebenswert für sie ist. Bei ihnen besteht die Gefahr der Zersplitterung und Verzettelung; sie wissen nicht, was sie wollen. Vieles fällt diesen Menschen zu, sie nehmen alles mit, was ihnen das Leben bietet. Aber sie sind unzufrieden, weil ihnen das klar definierte Ziel fehlt. Es ist der ewige Student, der mal hier und mal da

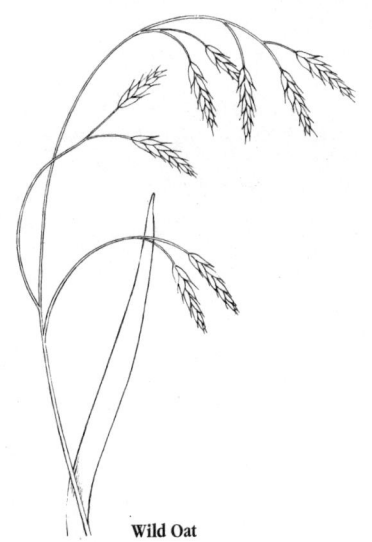

Wild Oat

„herumstudiert". Menschen, die ständig Berufe und Partner wechseln, Personen, die, vom Leben gelangweilt, immer nur auf der Suche nach neuen Akzenten sind.

Aussagen von Wild-Oat-betonten Menschen:
– Ich habe vieles angefangen und wieder beendet, mir macht auf Dauer alles keinen richtigen Spaß.
– Ich habe Erfolg im Leben, trotzdem habe ich das Gefühl, noch immer nicht das Richtige gefunden zu haben.
– Ich bin auf der Suche nach etwas wirklich Beständigem, ich habe aber keine Vorstellung, wie das aussehen soll.
– Ich genieße alles, was mir das Leben bietet, und sammle meine Erfahrungen, irgendwann werde ich sicher dabei meiner Berufung begegnen.
– Ich bin unzufrieden, ich lasse mich zu sehr treiben und habe immer noch nicht das erreicht, was ich mir vorstelle.
– Ich wünsche mir so sehr eine Tätigkeit, die mich auch über einen längeren Zeitraum restlos befriedigt, aber ich bin nicht in der Lage herauszufinden, was das ist.
– Ich möchte mich selbst verwirklichen und meine Zeit nicht nutzlos mit unwichtigen Dingen verschwenden.

Wer oft wechselt, wird bald selbst zum Kleingeld.

(Volksmund)

Gruppe 3: mangelndes Interesse als Grundlage

07 Chestnut Bud
Roßkastanienknospe
(Aesculus hippocastanum)
Blütezeit: April
Herstellung der Essenz:
Kochmethode
Ist-Zustand: ständige
Wiederholung von Fehlern
Soll-Zustand: aktive Erfahrung

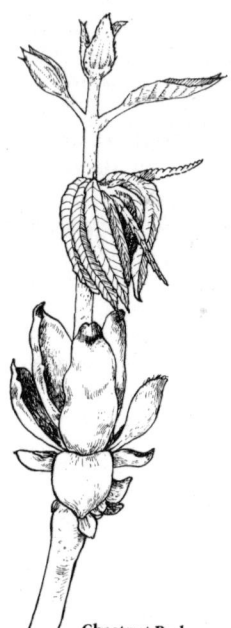

Chestnut Bud

Kurzbeschreibung:
Nicht von ungefähr hat Dr. Bach die Knospe der weißblühenden Roßkastanie ausgewählt, um den Seelenzustand der ständigen Fehlerwiederholung zu heilen. Die Kastanienknospe muß lernen, sich zu einer prachtvollen Blüte und dann zur Kastanie selbst im Sinne ihres Lebensplanes zu entwickeln. Wenn eine innere Kraft die äußere Hülle sprengt, so ist das der unvergleichliche Augenblick des sich auf der Erde manifestierenden keimenden Lebens.

Kernaussagen der Blüte:
Chestnut Bud ist für die meist optimistischen, aber auch etwas oberflächlichen oder naiven Menschen, die viel Zeit brauchen, um aus Erfahrung zu lernen. Sie bekommen immer wieder die gleichen Probleme serviert, die sie nicht lösen können. Sie versuchen, negative Erfahrungen zu verdrängen und zu vergessen, was ihnen auch gelingt; sie versuchen, die Vergangenheit überhaupt zu vergessen. Oft fangen diese Personen mehrere Dinge gleichzeitig an und führen nichts davon zu Ende. Sie planen mehr, als sie ausführen können; horten Informationen, ohne sie auszuwerten; es besteht ein gewisses Desinteresse für bestimmte Situationen. Solche Menschen leiden häufig an periodisch wiederkehrenden Erkrankungen.

Aussagen von Chestnut-Bud-betonten Menschen:
– Ich ertappe mich dabei, häufig die gleiche Art von Fehlern zu machen. Ich werde auch nie klug.
– Ich neige dazu, bestimmten Dingen viel zuwenig Interesse entgegenzubringen.

- Ich überlege, was ich tun kann, wenn ich das, was ich noch gar nicht angefangen habe, erst mal fertig habe.
- Immer werde ich daran erinnert, daß ich noch so viele Dinge tun muß, die ich angefangen habe. Mein Kopf ist voll davon.
- In meiner Arbeit bin ich häufig recht oberflächlich und nachlässig und neige dazu, bestimmte Dinge einfach zu übersehen.
- Ich habe ein schlechtes Gedächtnis, deshalb lerne ich auch so schwer, vieles interessiert mich aber auch nicht.
- Mit meinen Problemen setze ich mich bestimmt irgendwann einmal auseinander, jetzt aber nicht.

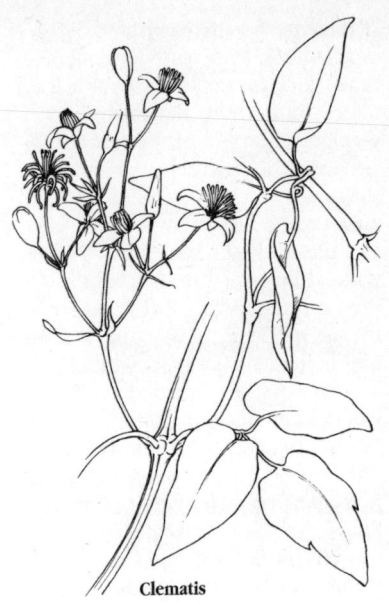

Clematis

Erfahrung ist eine verstandene Wahrnehmung.

(Immanuel Kant)

09 Clematis
Gemeine Waldrebe
(Clematis vitalba)
Blütezeit: Juli bis September
Herstellung der Essenz:
Sonnenmethode
Ist-Zustand:
unaufmerksame Tagträume
Soll-Zustand:
aktive Aufmerksamkeit

Kurzbeschreibung:
Diese Kletterpflanze entwickelt sich in die Höhe, auf der Suche nach Halt ist sie anlehnungsbedürf-tig und auf die Stärke anderer angewiesen. Der federhafte Samen läßt sich vom Winde verwehen, getragen von der Sehnsucht, irgendwo anders neu zu beginnen.

Kernaussagen der Blüte:
Clematis ist für die meist sehr verträumten, stillen, blassen, gleichgültigen Menschen, die nie richtig wach sind. Sie träumen mit offenen Augen, sind ständig etwas abwesend, teilnahmslos, ohne großen Gegenwartsbezug. Um in ihrer illusionären Vorstellungswelt ungestört leben zu können, sind sie nur zu gern allein. Desinteressiert an Initiativen sind sie meist unpraktisch in den alltäglichen Dingen; unfähig, die in ihnen

schlummernde Kreativität auszule-
ben. Ihr Schlaf, von dem sie viel
brauchen, ist tief; morgens haben
diese Menschen Schwierigkeiten,
wach zu werden. Sie unternehmen
bei Krankheiten keine großen Anstrengungen, um wieder gesund
zu werden. Sie streben nach Idea-
len, die in dieser Welt nicht zu verwirklichen sind und können für
die vermeintliche Erfüllung ihrer
Ideale große Begeisterung zeigen.
Meist sind sie jedoch schlecht zu
motivieren. Sie verfügen über sehr
viel Imagination. Clematis findet
Einsatz bei Bewußtseinsstörungen.

Aussagen von Clematis-betonten
Menschen:
– Ich merke oft gar nicht, was
  um mich herum passiert, es in-
  teressiert mich aber auch nicht.
– Ich habe eine große Vorstel-
  lungskraft und male mir oft in
  Gedanken viele schöne Dinge
  aus.
– Es macht mir Spaß, mit offenen
  Augen zu träumen und meinen
  Gedanken völlig freien Lauf zu
  lassen.

– Ich bedaure die Menschen, die
  sich für Aktivitäten fast zerreißen und vom Streß genervt
  sind. Mir passiert das nicht.
– Wenn Schwierigkeiten auftreten, hoffe ich, daß sie sich von
  selbst erledigen, aber das ist
  mir auch recht gleichgültig.
– Ich bin ziemlich oft geistesab-
  wesend, weil ich ganz von meinen inneren Vorstellungen in
  Anspruch genommen werde.
– Ich bin glücklich, wenn man
  mich in Ruhe läßt, nichts von
  mir will und keine Anforderungen an mich stellt.

Ideale sind wie Sterne: Man kann
sie nicht erreichen, aber man kann
sich nach ihnen orientieren.

(Carl Schurz)

16 Honeysuckle
Geißblatt (Lonicera caprifolium)
Blütezeit: Juni bis August
Herstellung der Essenz:
Kochmethode
Ist-Zustand: sehnsüchtiger
Vergangenheitsbezug
Soll-Zustand: aktive
Vergangenheitsbewältigung

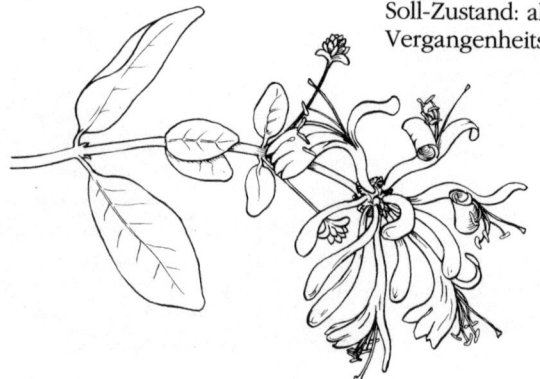

Honeysuckle

Kurzbeschreibung:
Das Geißblatt braucht eine Stütze, es muß sich festhalten an dem, was bereits vor ihm da war, beispielsweise an einem Gerüst, das es umschlingen kann. Dieser Signatur schrieben die Alten einen heilenden Einfluß auf alle „kriechenden Krankheiten" zu.

Kernaussagen der Blüte:
Honeysuckle ist für Menschen, die mehr in der von ihnen glorifizierten Vergangenheit leben als in der Gegenwart; die etwas Vergangenem nachtrauern (einem früheren Glück, einer verpaßten Gelegenheit). Die Gegenwart hat für diese Personen jeglichen Reiz verloren, die Zukunft erscheint ihnen leer. Diese Blüte ist einzusetzen bei Ablösungsprozessen wie Heimweh, Liebeskummer und Trennungen.

Aussagen von Honeysuckle-betonten Menschen:
- Ich verbringe häufig Zeit damit, in Erinnerungen zu schwelgen und vieles noch einmal vor meinem geistigen Auge ablaufen zu lassen.
- Ich habe so viele Dinge, von denen ich mich einfach nicht trennen kann; mit allen früheren Freunden stehe ich immer noch in ständigem Kontakt.
- Man sagt mir, daß ich viel mehr von früher erzähle als von heute.
- Die Vergangenheit läßt mich nicht mehr los, immer wieder treten Phasen von damals auf, und alles was ich mache, steht damit in Verbindung.

- In meiner Wohnung liegen seit Jahren stapelweise diverse Sachen, die zu schade zum wegwerfen sind.
- Der Begriff „Nostalgie" ist für mich Inbegriff vieler Erinnerungen. So etwas gibt es heute nicht mehr.
- Früher war alles besser, einfacher. Auch die Menschen waren ganz anders. Ich habe Sehnsucht danach.

Es ist das schlimmste von allen Übeln, in Vergangenem herumzugrübeln.

(Wilhelm Busch)

21 Mustard
Gelber Ackersenf (Sinapis arvensis)
Blütezeit: Mai bis Juli
Herstellung der Essenz:
Kochmethode
Ist-Zustand: plötzliche Traurigkeit
Soll-Zustand: heitere Gelassenheit

Kurzbeschreibung:
Eine besondere Eigenart des Ackersenfs liegt darin, daß nicht jeder Samen aufgeht, der die Kraft zum Wachstum hat. Er wartet gleichsam „seine Gelegenheit" ab, um seinen Bauplan zu erfüllen. Außerdem reifen die Schoten des Ackersenfs nicht gleichmäßig heran; erst wenn eine ganze Kapsel reif ist, springt sie auf.

Kernaussagen der Blüte:
Mustard ist für die meist ernsten Menschen, die von einer plötzlichen Traurigkeit, von Schwermut,

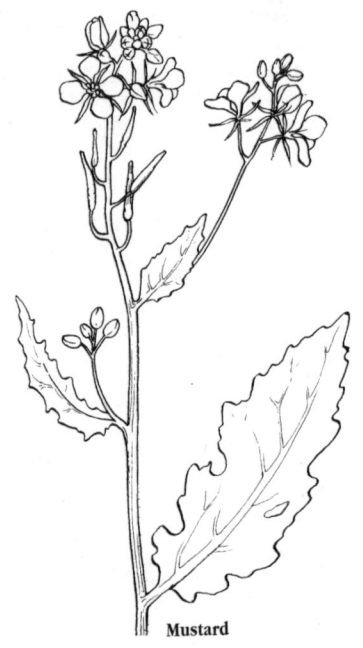
Mustard

wieder verschwindenden Depressionen.

– Oft bekomme ich ohne ersichtlichen Grund Anfälle von Unlust und gedrückter Laune; ich leide unter Stimmungsschwankungen.

– Diese depressiven Phasen rauben mir jegliches Interesse an meiner Umwelt.

– Ich bin zeitweise so schwermütig, daß ich an nichts mehr Freude haben kann.

– Wenn ich wieder mal mein seelisches Tief habe, bin ich lieber allein.

– Ich fühle mich in meinem Selbst gefangen, wenn ich eigentlich ohne Grund so niedergeschlagen bin.

– Diese abgrundlose Traurigkeit, die mich von jetzt auf gleich überfällt, macht mir sehr zu schaffen.

depressiven Verstimmungen oder melancholischen Gefühlen überfallen werden, ohne daß sie einen erkennbaren Grund dafür angeben könnten. Es ist, als ob alle ihre Vitalfunktionen von einer dunklen Wolke eingehüllt würden. Sie fühlen sich, als fielen sie in eine unendliche Schwärze, in die keine Freude und auch keinerlei menschliche Wärme mehr eindringen kann.

Ich weiß nicht, was soll es bedeuten, daß ich so traurig bin.

(Heinrich Heine)

23 Olive
Ölbaum, Olive (Olea europaea)
Blütezeit: Mai bis Juni
Herstellung der Essenz:
Sonnenmethode
Ist-Zustand:
energetischer Offenbarungseid
Soll-Zustand: lebendige Vitalität

Aussagen von Mustard-betonten Menschen:
– Ich leide sehr unter diesen ganz plötzlich kommenden und aber genauso plötzlich

Kurzbeschreibung:
Der Zweig des Ölbaums zeigt von jeher das wiederkehrende Leben an. Knorrig, vernarbt und gebrech-

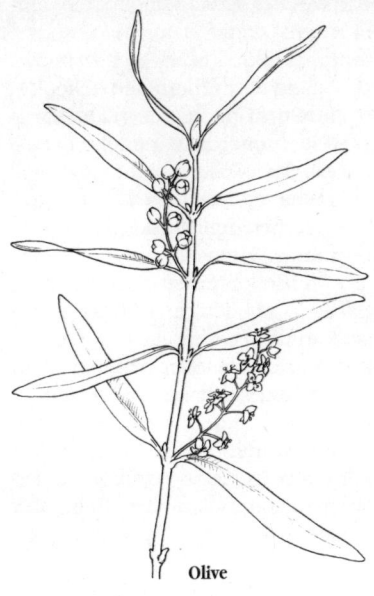
Olive

len Erschöpfungsphase. Sie sind nicht mehr in der Lage, irgendwo Energie zu tanken. Jede weitere Anforderung stellt für sie ein unüberwindbares Problem dar. Der Wunsch nach Ruhe ist übergroß. Olive wird auch eingesetzt bei kraftzehrenden Zuständen.

<u>Aussagen von Olive-betonten Menschen:</u>
– Ich habe das Gefühl, total am Ende meiner physischen und psychischen Kraft zu sein, meine Reserven sind verbraucht.
– Die letzte Zeit war dermaßen anstrengend, ich muß unbedingt etwas für meine Erholung tun. Ich habe mich total verausgabt.
– In meiner momentanen Situation habe ich nur einen Wunsch: zu schlafen und auszuruhen, damit ich wieder Kraft bekomme.
– Ich fühle mich so leer, ausgebrannt und so unsagbar müde. Alles ist viel zu anstrengend für mich.
– In der letzten Zeit bin ich häufig erschöpft. Alles zehrt sehr an meiner Kraft.
– Ich schlafe so schlecht in der letzten Zeit, obwohl ich abends völlig erschöpft ins Bett falle.
– Diese große Müdigkeit, dieses Entkräftetsein, das sind Zustände, die sich in der letzten Zeit immer mehr häufen.

lich aussehend, die durchhängenden Zweige mit dem Erdboden verbunden, erreichen diese Bäume ein Alter von mehreren hundert Jahren. Kein Ölbaum wird von Flechten, Würmern oder Schmarotzern befallen. Bekannt sind die Olivenölkuren als stärkende, schützende und nährende Energie.

<u>Kernaussagen der Blüte:</u>
Olive ist für die Menschen, die viel zuviel tun, die sich keine Erholung gönnen und dann den „körperlich-seelisch-geistigen Offenbarungseid" leisten müssen. Es sind häufig Menschen mit blasser, trockener Haut, die in jeder Beziehung am Ende ihrer Kraft sind, in einer tota-

Hast du in der schlechten Stund' geruht, ist dir die gute doppelt gut.
(Johann Wolfgang von Goethe)

35 White Chestnut
Weiße (Gemeine) Roßkastanie
(Aesculus hippocastanum)
Blütezeit: Mai bis Juni
Herstellung der Essenz:
Sonnenmethode
Ist-Zustand:
gedankliche Zwangsdialoge
Soll-Zustand: geistige Klarheit

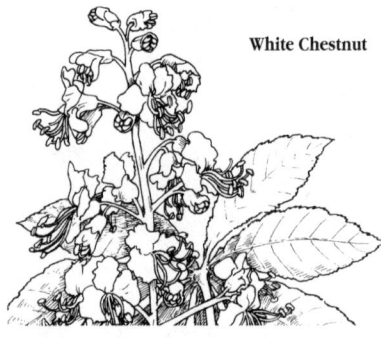

White Chestnut

Kurzbeschreibung:
Die Signatur der weißen, angenehm riechenden Blüten gibt Hinweis auf die Zugehörigkeit zum
Gehirn. Die Blüten der weißen Kastanie weisen viele Windungen
und differenzierte Einzelelemente
auf, dazu hat ein jedes Blütenblatt
ein rosafarbenes Inneres, das in
die weißliche Umrandung aus-
läuft. In der Mitte der Blüte sitzen
die weiß/orange gefärbten Staub-
gefäße. Betrachtet man diese kom-
plizierten Blüten, so weiß man
nicht, welcher Information man
zuerst folgen soll.

Kernaussagen der Blüte:
White Chestnut ist für Menschen,
die Gefangene ihrer eigenen Gedanken sind; Gedanken, die auftauchen, sich festsaugen und wie
eine defekte Schallplatte immer
das gleiche wiederholen. Die Betroffenen können sich nicht dagegen wehren; die Gedankenspiele
haben teilweise schon Zwangs-
charakter.
Die Schwierigkeit besteht darin,
daß die White-Chestnut-orientier-
ten Menschen Situationen nicht zu
Ende durchdenken können, da
sich immer wieder neues Gedan-
kengut dazwischen drängt und
sich verselbständigt. Die Folge ist
unkonzentriertes, nervöses Arbeiten. Die Betroffenen sind selbst
ganz unglücklich darüber. Julian
Barnard nennt sie die Blüte der
geistigen Verstopfung.

Aussagen von White-Chestnut-
betonten Menschen:
– Diese immer wieder um das
  gleiche Problem kreisenden
  Gedanken bringen mich nicht
  weiter und machen mir Kopfschmerzen.
– Ich wünschte, ich könnte diese
  ständigen Dialoge abstellen,
  die mich zeitweise völlig beherrschen, mich quälen und
  aufwühlen.
– Ich habe oft das Gefühl, von
  diesen Gedanken richtig beses-
  sen zu sein, sie verfolgen mich,
  lassen mich nicht mehr los und
  verlangen eine Antwort, die ich
  nicht geben kann.
– Ich kann abends nicht mehr
  einschlafen, weil mein Kopf
  voller Gedanken ist, die mir
  den Schlaf rauben.

– Ich habe Angst vor Ruhe; meine Probleme drehen sich dann im Kreis, schießen mir immer und immer wieder durch den Kopf, und ich komme zu keinem Ergebnis.

– Ich bin einfach nicht in der Lage, eine Situation klar bis zum Ende durchzudenken. Immer wieder schleichen sich neue Gedanken ein, über die ich wieder nachdenken muß.

Gedanken gleichen Festungen, in denen man sich ebenso geborgen wie belagert fühlen kann.

(Hans Lohberger)

37 Wild Rose

Heckenrose, Hundsrose
(Rosa canina)
Blütezeit: Juni bis Juli
Herstellung der Essenz:
Kochmethode
Ist-Zustand:
apathische Resignation
Soll-Zustand:
aktive Selbstmotivation

Kurzbeschreibung:
Diese Rosenart ist über 4000 Jahre alt. Schon bei den Germanen war sie eine Blume aus Freyas Zaubergarten, denn die Form der Kelchblätter entspricht dem Druidenfuß, dem magischen Fünfstern der Druiden. Im 9. Jahrhundert wurde sie wegen ihrer sinnbildlichen Ähnlichkeit mit den fünf Wundmalen Christi zur Blume des Märthyriums. Sie ist eine zähe Blume mit kargen Ansprüchen an den Boden.

Kernaussagen der Blüte:
Wild Rose ist für meist graue müde, eingefallen wirkende, ausdruckslose, mehr einer lebendigen Mumie ähnelnde Menschen, die den Kampf für oder gegen etwas oder jemanden aufgegeben haben und die am Leben, an ihrer Umwelt oder an sich selbst kein Interesse mehr haben. Für diese Menschen hat alles seinen Reiz und seine Motivation verloren. Sie haben resigniert, weil alles sinnlos geworden ist. Klaglos und phlegmatisch nehmen sie alles hin, was ihnen das Schicksal bietet. Sie wollen keinen aktiven Beitrag leisten; sie tun in passiver Ergebenheit das, was andere sagen, oder weil man es von ihnen verlangt. Sie leiden aber nicht darunter. Sie haben kei-

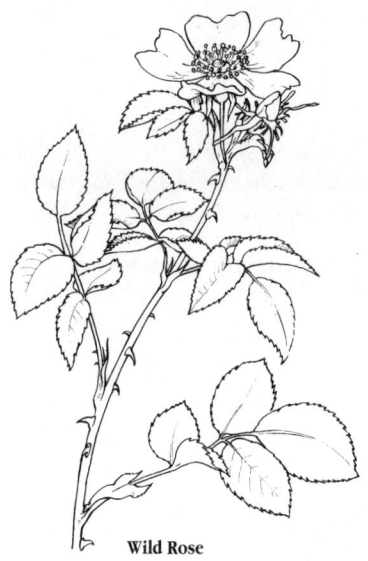

Wild Rose

nen eigenen Willen mehr, sondern sind apathische Knetmasse in den Händen des Schicksals.

<u>Aussagen von Wild-Rose-betonten Menschen</u>:
- Mein momentanes Gefühl kommt eigentlich einer inneren Kapitulation gleich.
- Irgendwelche körperlichen oder geistigen Anstrengungen halte ich nicht lange aus, weil ich dann abschlaffe. Ich habe auch keine Lust, mich anzustrengen.
- Man sagt, ich sei teilnahmslos, öde und langweilig.
- Was soll's, im Grunde ist es mir vollkommen egal, was mit mir passiert.
- Ich bin völlig energielos und gleichgültig; eine totale „Null-Bock-Stimmung".
- Ich habe nicht die geringste Lust, an meinem Leben, das mir sowieso völlig egal ist, etwas zu ändern.
- Ich sehe die Unabänderlichkeit meiner Situation ein und füge mich halt klaglos in mein Schicksal.

Apathie ist eine Halbschwester der Verzweiflung.

(Marie von Ebner-Eschenbach)

Gruppe 4: Einsamkeit und Alleinsein als Grundlage

14 Heather
Schottisches Heidekraut
(Calluna vulgaris)
Blütezeit: August bis September
Herstellung der Essenz:
Sonnenmethode
Ist-Zustand: geltungsbedürftige Schwatzhaftigkeit
Soll-Zustand: echte Anteilnahme

<u>Kurzbeschreibung</u>:
Das zierliche Heidekraut trägt eine Vielzahl von Blüten an einem Stengel. Es steht selten vereinzelt, sondern bewächst meist nur weite Flächen. Dort gedeihen keine anderen Pflanzen; das Heidekraut nimmt sich alles, was der Boden zu bieten hat.

<u>Kernaussagen der Blüte</u>:
Heather ist für Menschen, die ständig das Bedürfnis haben, sich mitzuteilen, und die von den Belanglosigkeiten des Alltags überquellen. Kleinigkeiten werden riesengroß, ständig wollen die Betroffenen im Mittelpunkt der Aufmerksamkeit stehen, können das Alleinsein nicht ertragen und sind ausgesprochen schlechte Zuhörer, weil sie zu sehr mit sich selbst beschäftigt sind. Sie benötigen ständig Publikum, das ihnen zuhört; dabei saugen diese Personen ihre Mitmenschen energetisch aus. Verläuft der Heather-Zustand passiv, kümmern sie sich nur um sich selbst und kreisen um ihre eigene Achse.

Aussagen von Heather-betonten Menschen:
- Die Vorstellung, von anderen unbeachtet zu bleiben, nicht ernst genommen zu werden oder allein zu sein, ist entsetzlich für mich.
- Ich beobachte mich ganz genau, damit ich alle Symptome wahrnehme, über die ich dann mit meinem Behandler sprechen muß.
- Es ist fast wie ein Zwang, anderen Menschen meine Probleme zu erzählen.
- Bei Unterhaltungen rede fast immer ich, und wenn die anderen auch mal zu Wort kommen, kann ich schlecht zuhören. Man hat ja schließlich mit sich selbst Probleme genug.
- Die meisten meiner Sätze beginnen mit „ich", und wenn ich so recht überlege, drehen sich auch meine Gespräche mit anderen vorwiegend um meine Person. Ich brauche das auch.
- Ich muß mir meine Schwierigkeiten von der Seele reden. Und wenn ich dann jemanden gefunden habe, lasse ich ihn nicht wieder los, bis ich alles erzählt habe.
- Manchmal habe ich das Gefühl, meine Probleme interessieren die anderen nicht, unglaublich, wie interesselos manche Menschen sind!

Bevor du redest, filtere deine Worte durch drei Siebe: durch das Sieb der Wahrheit, der Nützlichkeit und der Güte.

(Chinesisches Sprichwort)

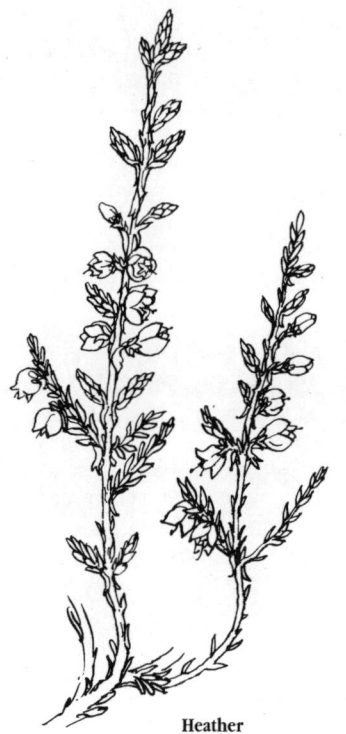

Heather

18 Impatiens
Drüsentragendes Springkraut
(Impatiens glandulifera)
Blütezeit: Juli bis Oktober
Herstellung der Essenz:
Sonnenmethode
Ist-Zustand:
ungeduldige Schnellarbeit
Soll-Zustand:
verständnisvolle Geduld

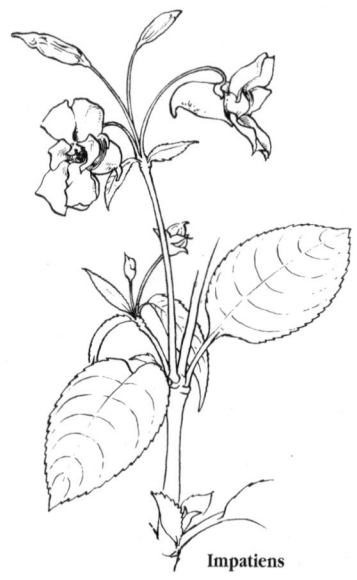
Impatiens

Kurzbeschreibung:
Die fast den ganzen Sommer hindurch blühende Pflanze weist neben Blüten auch immer Knospen auf. Dies erweckt den Eindruck des ständigen Bemühens dieser Pflanze, ihre Aktivität zu beweisen (sie gehört zur gleichen Gattung wie das fleißige Lieschen). Der Samen wird bei Berührung der reifen Kapsel explosionsartig herausgeschleudert.

Kernaussagen der Blüte:
Impatiens ist für die meist heftigen, impulsiven und leicht reizbaren Menschen, die alle Arbeit schnell verrichten und unabhängig sein wollen. Diese Personen haben kein Verständnis für die Langsamkeit anderer; sie sind die An-

treiber in der Firma, die Hektiker vom Dienst. Diese Art von Nervosität stellt häufig eine nicht eingestandene Schwäche dar. Wegen ihrer starken Impulsivität fällen die Betroffenen in der Regel überstürzte Entscheidungen, oft ohne nachzudenken. In der Eile passieren dann auch immer irgendwelche Ungeschicklichkeiten und Pannen, die bei vorheriger Überlegung hätten vermieden werden können. Die Betroffenen sind empfänglich für Reizüberflutung und nehmen Einmischungen und Ratschläge anderer übel. Nach Julian Barnard tragen sie in ihrem innersten Wesen Spuren von Grausamkeit und Boshaftigkeit. Impatiens findet Einsatz bei Zuständen, die durch Spannung und nervöse Frustration verursacht werden, und bei Menschen, die vom Streß entkräftet sind.

Aussagen von Impatiens-betonten Menschen:
– Begriffsstutzige Menschen, treiben mich zum Wahnsinn.
– Alle, die bedächtig sind, durch Langsamkeit ihre Zeit verschwenden und gemächlich ihre Arbeit tun, sind für mich ein Reizfaktor. Sie machen mich total nervös.
– Ich kann nichts mit Menschen anfangen, die langsam im Denken und Arbeiten sind. Sie sind ein rotes Tuch für mich.
– In der Zeit, in der ich anderen erst alles groß erklären muß, habe ich die Arbeiten selbst besser und schneller gemacht.

- Ich neige dazu, „hochzuge-
  hen". Aber das legt sich meist
  auch schnell wieder.
- Ich bin häufig frustriert, wenn
  alles nicht so schnell geht, wie
  ich mir das vorstelle oder
  wenn ich mehr Zeit für eine Arbeit brauche als geplant.
- Es kann mir alles gar nicht
  schnell und zügig genug gehen. Zeitsparen ist alles, war-
  ten das Schlimmste für mich.

Geduld verlieren heißt Würde verlieren.

(Indisches Sprichwort)

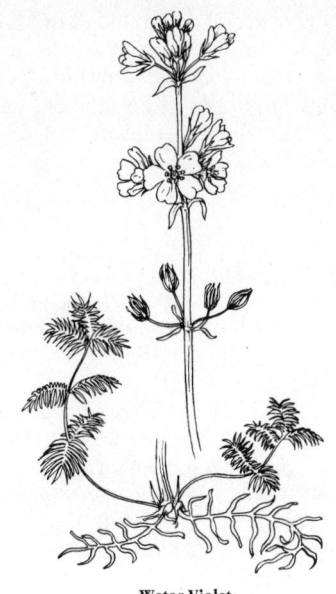

Water Violet

34 Water Violet
Sumpfwasserfeder
(Hottonia palustris)
Blütezeit: Mai bis Juni
Herstellung der Essenz:
Sonnenmethode
Ist-Zustand:
reservierte Überlegenheit
Soll-Zustand:
freudige Kontaktfähigkeit

Kurzbeschreibung:
Durch die Signatur der Pflanze erkannte Dr. Bach wohl, für welchen
Seelenzustand sie einzusetzen ist.
Die aufrechten, im Wasser stehenden Pflanzen erheben stolz ihre
Blüten zum Himmel. Sie bevorzu-
gen das klare, nicht jedermann zu-
gängliche Wasser, in dem sie ein-
sam, ohne Gesellschaft anderer
Pflanzen, blühen können. Die Was-
serfeder ist in der Lage, sich selbst
zu entwurzeln und an einer anderen Stelle neu Wurzeln zu schlagen.

Kernaussagen der Blüte:
Water Violet ist für meist introver-
tierte, unnahbare und zurückgezo-
gene Menschen, die ein gewisses
distanziertes Überlegenheitsgefühl
ausstrahlen. Oft sind diese Personen selbstgefällig, stolz, hochmü-
tig, manchmal geringschätzig und
herablassend und das Leben ver-
achtend. Sie sind nie aufdringlich
oder lautstark. Sie strahlen Sicherheit und Ruhe aus und sind ihrem
Wesen nach eher Einzelgänger mit
gewissen Kontaktschwierigkeiten,
die ihnen aber selbst nicht unangenehm sind. Probleme machen die
Betroffenen mit sich alleine ab; sie
lassen anderen Raum zum Leben,
wollen aber auch selbst in Ruhe ge-
lassen werden ,und sie fühlen sich

wohl, wenn sie allein sind, fern von Hektik und Weltenrummel. Einen Eingriff in ihren persönlichen Bereich empfinden diese Menschen als sehr störend. Sie lieben die Einsamkeit und brauchen Unabhängigkeit.

Aussagen von Water-Violet-betonten Menschen:
– Ich mische mich bewußt nicht in die Angelegenheit anderer ein, erwarte das aber auch von ihnen.
– Es fällt mir leicht, die richtigen Entscheidungen zu treffen, deshalb schätzt man mich auch.
– Ich bin in der Lage, Außergewöhnliches zu leisten, und genieße es, deshalb bewundert zu werden.
– Ich spüre selbst, daß von mir eine gewisse Unnahbarkeit ausgeht, die die anderen hemmt; gern würde ich kontaktfreudiger und unbefangener sein.
– Für mich ist es besser, meine Dinge allein zu regeln. Nichts ist schlimmer, als die eigenen Probleme vor anderen breitzutreten.
– Ich weiß, daß ich den meisten Menschen überlegen bin, ich versuche jedoch, ihnen das nicht zu zeigen.
– Ich brauche auf meine Umwelt keinen Druck auszuüben, wenn ich etwas will, erfüllt man mir meine Wünsche auch so.

Wer sich der Einsamkeit ergibt, ist bald ganz allein.

(Johann Wolfgang von Goethe)

Gruppe 5: Empfindlichkeiten durch äußere Reize als Grundlage

01 Agrimony
Kleiner Odermennig
(Agrimonia eupatoria)
Blütezeit: Juni bis August
Herstellung der Essenz:
Sonnenmethode
Ist-Zustand:
vorgetäuschte Sorglosigkeit
Soll-Zustand:
friedvoller Optimismus

Kurzbeschreibung:
Bach selbst sagte von dieser Pflanze, daß ihr Blütenstand mit der Spitze eines Kirchturmes vergleichbar sei, an dem die Samen hingen wie kleine Glöckchen, die bereit seien, Ruhe und Frieden der Seele einzuläuten. Treffender sind die Signatur und der seelische Inhalt der Blüte kaum auszudrücken.

Kernaussagen der Blüte:
Agrimony ist für Menschen, die in ihrem Innern häufig Qualen erleiden. Sie wirken ständig etwas überlastet, sind öfter nervös, können aber nicht über ihre Sorgen und Nöte sprechen, überspielen alles mit einem Lächeln und kaspern herum. Dadurch wirken diese Personen „pflegeleicht". Sie wollen mit ihrer Umwelt in Harmonie und Frieden leben, tun selbst alles dafür, geben sich sorglos, fröhlich und unbeschwert, auch wenn sie es gar nicht sind. Diesen rastlosen, qualvollen Zustand kompensieren die Betroffenen mit kleineren und/

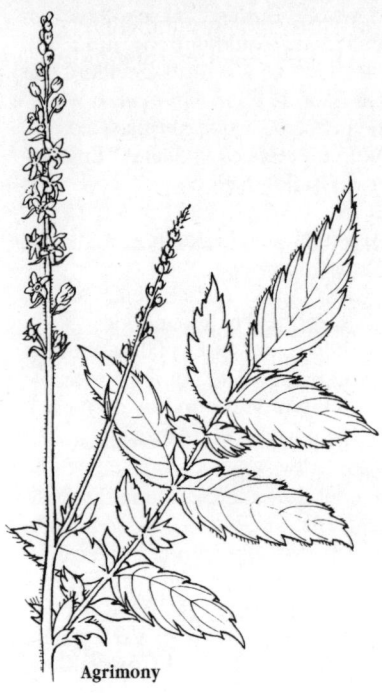
Agrimony

oder größeren Lastern wie Alkohol oder Nikotin; sie meinen, dadurch ihr Leid viel besser ertragen zu können.

Außerdem sind diese Menschen sehr bemüht, diese „Unregelmäßigkeiten" vor anderen geheimzuhalten und nicht damit aufzufallen.

Agrimony-betonte Menschen tragen ihren Zustand mit einer bemerkenswerten Tapferkeit.

Aussagen von Agrimony-betonten Menschen:
– Obwohl mich meine Probleme und meine Beschwerden quälen, überspiele und bagatellisiere ich sie ständig vor anderen Menschen.
– Ich kann sehr schlecht über das reden, was mich wirklich bewegt, oft weiß ich auch nicht, was es ist.
– Ich hasse Streit und Auseinandersetzungen. Um des lieben Friedens willen gebe ich selbst häufig nach und versuche auszugleichen.
– Ich weiß, daß man mich mag. Ich erscheine immer fröhlich und guter Laune. Gut, daß niemand meine bekümmerten Gedanken ahnt, die mich innerlich quälen.
– Ich versuche, meine Probleme mit allem möglichen zu überdecken, schlimm wird es nur, wenn ich allein bin und mich meine Probleme einholen.
– Ich habe Angst, daß mich andere durchschauen und feststellen, wie ich wirklich bin. Das wäre mir sehr unangenehm.
– Oft flüchte ich vor meinen eigenen Sorgen und betäube aufkommende Gedanken und Probleme, um mich damit nicht auseinandersetzen zu müssen.

Sei einfach stets, denn viele Hüllen deuten auf Verhülltes.

(Franz Grillparzer)

04 Centaury

Tausendgüldenkraut
(Centaurium umbellatum)
Blütezeit: Juni bis September
Herstellung der Essenz:
Sonnenmethode
Ist-Zustand:
schwache Gutmütigkeit
Soll-Zustand:
selbstbestimmte Stärke

Kurzbeschreibung:
Viele rosafarbene Fünfsterne bringt
diese zarte, grazile Pflanze hervor,
die hinter ihrer einfachen Erschei-
nung eine unvergleichliche Stärke
vermuten läßt. Im übrigen steht die
Zahl fünf in der Zahlenmystik und
der Kabbala, für Weisheit, Klugheit
und Religion und entspricht dem
Planeten Jupiter, dem Gott der Ge-
rechtigkeit und Würde.

Kernaussagen der Blüte:
Centaury ist für meist stille Menschen, die gutmütig sind und sich
ausnutzen lassen, weil sie zu
schwach sind, sich zu widersetzen.
Sie äußern selten ihre eigene Meinung, sind fremdbestimmt und
können nicht „Nein" sagen. Diese
Menschen sind stark von Konven-
tionen geprägt, neigen zur Unter-
würfigkeit und sind die typischen
Befehlsempfänger, die sich gut unterordnen können. Klaglos führen
diese Personen aufgebürdete Arbeit aus, die oft viel zuviel für sie
ist; dabei sind die Betroffenen oft
körperlich schwach und devitali-
siert, geistig jedoch wach. Sie wollen immer richtig handeln und sind
unglücklich, wenn sie nichts für an-

dere tun dürfen. Diese Menschen
brauchen Anerkennung und tun
viel, um anderen zu gefallen. Mit
Dank und Lob macht man ihnen eine größere Freude als mit Geld und
Werten. Hohes soziales Engage-
ment ist ihnen eigen.

Aussagen von Centaury-betonten
Menschen:
– Ich kann nicht „nein" sagen,
  wenn mich jemand um etwas
  bittet, und bin unfähig, meinen
  eigenen Willen durchzusetzen.
– Ich würde für andere gern noch
  sehr viel mehr tun, aber meine

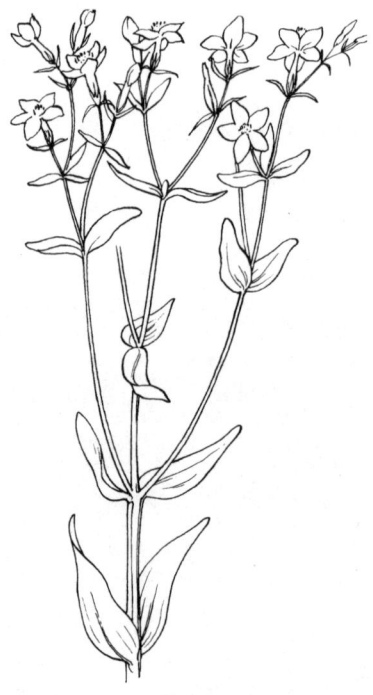

Centaury

körperliche Konstitution läßt es einfach nicht zu.
- Ich habe Angst davor, daß man mich ablehnt oder mich nicht mehr mag, wenn ich Forderungen nicht erfülle.
- Ich weiß, daß man mich ausnutzt und mich leicht zu etwas überreden kann, aber die anderen sind ja auch viel stärker.
- Meine Widerstandskraft ist sehr gering, deshalb ordne ich mich lieber unter.
- Ich brauche es, für andere etwas tun zu dürfen, vielleicht auch, um etwas Anerkennung zu bekommen.
- Häufig ist es doch zuviel, was ich mir aufbürden lasse, ich kann aber doch nicht sagen, daß ich es nicht schaffe.

Es ist die hohe Bestimmung des Menschen, mehr zu dienen als zu herrschen.

(Albert Einstein)

15 Holly
Stechpalme (Ilex aquifolium)
Blütezeit: Mai bis Juni
Herstellung der Essenz:
Kochmethode
Ist-Zustand: eifersüchtige Neider
Soll-Zustand: universelle Liebe

Kurzbeschreibung:
Schon die Alten wußten, daß derartige Pflanzenblätter von ihrer Signatur her (spitz ausgezackt, fast wie kleine Stacheln) als Heilmittel gegen stechende Schmerzen wirksam sind. Dr. Bach mag vielleicht

die klare Gegensätzlichkeit dieser Pflanze (lackartige, grüne Blätter, weiße Blüten, leuchtendrote Früchte) zum Anlaß genommen haben, mit ihr auch die Gegensätze ein und des gleichen Potentials – Haß mit Liebe, Neid mit Gönnen, Eifersucht mit Vertrauen – auszugleichen. Die Stechpalme ist nicht umsonst eines der Symbole der weihnachtlichen Zeit, der Zeit der universellen Nächstenliebe.

Kernaussagen der Blüte:
Holly ist für Menschen, die von Rache- und Neidgefühlen geplagt sind, ein heftiges, oft cholerisches Temperament haben und ständig nur das sehen, was ihren bitteren und negativen Gefühlen Nahrung

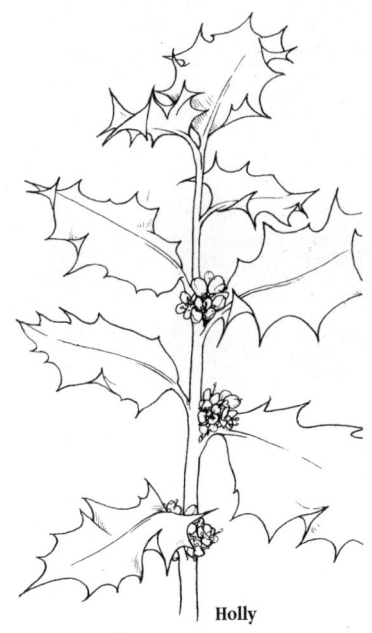

Holly

gibt. Es fehlt diesen Personen die Stärke, sich so anzunehmen, wie sie sind. Ihr Wesen ist oft aggressiv, zornig, mürrisch und übellaunig, giftig und haßerfüllt. Sie leiden häufig ohne Grund und sind sehr argwöhnisch.

Aussagen von Holly-betonten Menschen:
- Ich habe häufig derart schlechte Laune, daß ich alles kurz- und kleinschlagen möchte.
- Mit dem Gefühl der Schadenfreude kann ich meinen Wunsch nach Vergeltung zeitweise befriedigen.
- Ich bin oft ärgerlich und ziemlich aggressiv. In vielen Fällen reagiere ich dann ungerecht.
- Ich neige dazu, immer und bei allem einen Schuldigen zu suchen; und ich finde ihn auch.
- Meine Eifersucht macht mich rasend.
- Ich bin neidisch auf viele Dinge im Leben, und mein Haß darauf ist unbändig.
- Ich bin mißtrauisch, man hat mich schon so oft hintergangen, gekränkt und tief verletzt.

Der Haß der Größe gegen die Kleinigkeiten ist der Ekel, der Haß der Kleinigkeiten gegen die Größe ist der Neid.

(Arthur Schnitzler)

33 Walnut

Walnußbaum (Juglans regia)
Blütezeit: April bis Mai
Herstellung der Essenz:
Kochmethode
Ist-Zustand:
wankende Standhaftigkeit
Soll-Zustand:
unbeeinflußbare Neuorientierung

Kurzbeschreibung:
Der Walnußbaum kam vor rund 200 Jahren von Frankreich nach Deutschland. Man nannte ihn Walch- oder Welchbaum, was fremd und andersartig bedeutet. Der Duft der Blätter galt als reinigend und befreiend. Die Frucht gleicht äußerlich den beiden Gehirnhälften, die trotz ihrer räumlichen Trennung und verschiedenen Aufgaben, zusammen arbeitend, dennoch ein Ganzes bilden.

Kernaussagen der Blüte:
Walnut ist für Menschen, die sich neu orientieren und die Vergangenheit hinter sich lassen wollen oder müssen. Auf diesem Weg werden sie von anderen Menschen in ihrem Handeln beeinflußt. Oft haben die Betroffenen während dieser Übergangsphase das Gefühl der Unsicherheit, weil sie nicht so vorankommen, wie sie möchten. Sie sind nahe daran, den Mut zu verlieren, weil die Vergangenheit sie nicht losläßt und sie Angst vor der Zukunft haben. Diese Blüte wirkt neutralisierend bei jeglicher Art von Neubeginn und/oder Veränderung: Es ist das Blütenmittel, das vor unliebsamen Einflüssen jeg-

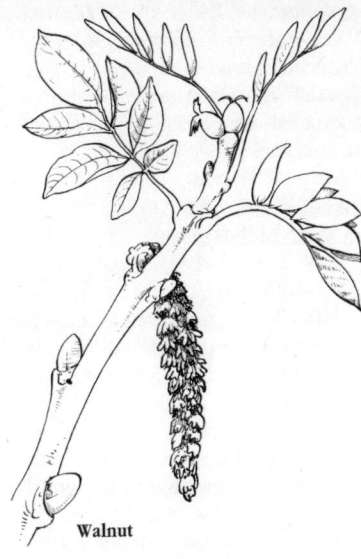
Walnut

licher Art schützt, das die eigene Durchsetzungsfähigkeit erhöht, Abnabelungsschwierigkeiten und Ablösungsprozesse erleichtert.

Aussagen von Walnut-betonten Menschen:
- Ich befinde mich momentan in einer Umstellungsphase, mit der ich nicht so recht fertigwerde.
- Ich weiß, daß die Maßnahmen, die ich in Angriff nehme, die richtigen sind, dennoch bin ich verunsichert.
- Alle versuchen, mich zu beeinflussen und mir zu sagen, was das Beste in meiner Situation ist.
- Ich habe eine Änderung in meinem Leben herbeigeführt. Hoffentlich mache ich alles richtig.
- Weil ich eine Entscheidung für mich getroffen habe, brauche

ich im Augenblick viel Kraft und Standfestigkeit, um mich gegen meine Umwelt durchzusetzen.
- Obwohl ich mich innerlich von der alten Situation gelöst habe, bin ich immer noch daran gebunden, werde nicht fertig damit und kann mich ihrer Beeinflussung nicht entziehen.
- Ich stehe an einem wichtigen Wendepunkt meines Lebens.

Die Fähigkeit, sich Neuem zuzuwenden, setzt die Fähigkeit voraus, sich vom Bisherigen zu lösen.
(Wilhelm Zauner)

Gruppe 6: Mutlosigkeit, Kummer und Verzweiflung als Grundlage

10 Crab Apple
Holzapfel, Wildapfel
(Malus pumila)
Blütezeit: Mai
Herstellung der Essenz:
Kochmethode
Ist-Zustand:
kleinliche Reinlichkeitsfanatiker
Soll-Zustand:
klärende Ordnungsfindung

Kurzbeschreibung:
Die blaßrosa Blüten entwickeln sich zu einer Frucht, deren Inhaltsstoffe für alle Organe, insbesondere aber für die Verdauungsorgane, lebensspendend sind. Möglicherweise war es die entgiftende Reinigungskraft der Frucht, die Dr. Bach veranlaßt hat, diese Wirkung auch für den energetischen Be-

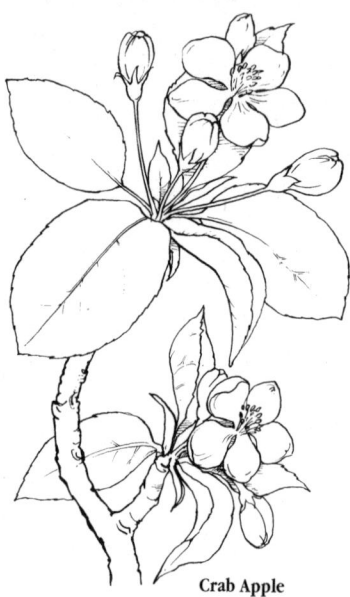

Crab Apple

Apple ist die Blüte für Pedanten, für Kleinlichkeitskrämer und für jene, die immer wie „aus dem Ei gepellt" aussehen müssen. Diese Essenz ist das ganz große Reinigungsmittel.

Aussagen von Crab Apple-betonten Menschen:
- Ich habe große Angst davor, mich irgendwo anzustecken.
- Ich bin ganz unglücklich, wenn ich irgendwelche Hautunreinheiten bekomme. Ich ekle mich richtig davor.
- Ich bin sehr geruchsempfindlich; Menschen, die schlecht riechen und schmutzig sind, finde ich entsetzlich.
- Mein Haushalt, meine Kleidung, mein Arbeitsplatz, alles muß immer ordentlich und sauber sein, sonst fühle ich mich nicht wohl.
- Man wirft mir häufig vor, ich sei pedantisch und kleinlich, da mein Bedürfnis nach Ordnung und Sauberkeit übergroß ist.
- Oft wünsche ich mir, daß beim Duschen nicht nur mein Körper, sondern auch meine Seele und mein Geist mit gereinigt würden.
- Ich bin ein Mensch, der alles komplett haben muß. Ich habe mich noch nie mit irgendwelchen Halbheiten zufriedengegeben.

reich zu übertragen. Der fünfzakkige Stempel der Blüten wurde in der Antike als lebensverlängerndes und aphrodisierendes Mittel eingesetzt.

Kernaussagen der Blüte:
Crab Apple ist für Menschen, die einen übersteigerten Reinlichkeitssinn haben, viele Gedanken auf Nebensächlichkeiten verwenden und dabei das Wesentliche aus den Augen verlieren. Diese Personen leben in dem ständigen Gefühl, in irgendeiner Art unsauber zu sein (innerlich wie auch äußerlich) und werden damit zum Sklaven ihres Reinlichkeitssinns. Alles an den Betroffenen und um sie herum muß vollkommen makellos sein. Crab

Vom höchsten Ordnungssinn ist nur ein Schritt zur Pedanterie.

(Christian Morgenstern)

11 Elm

Englische Ulme (Ulmus procera)
Blütezeit: Februar bis März
Herstellung der Essenz:
Kochmethode
Ist-Zustand:
vorübergehende Verunsicherung
Soll-Zustand:
wachsende Verantwortung

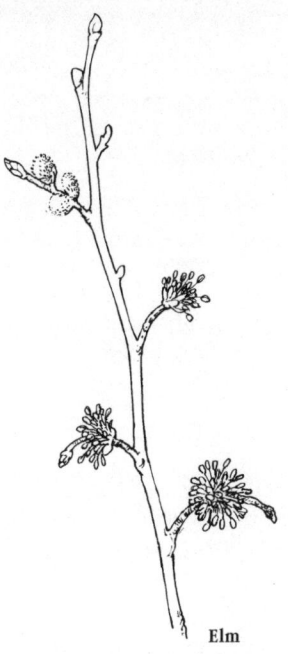

Elm

Kurzbeschreibung:
Die Widerstandskraft dieses rund
10 000 Jahre alten Baumes ist so
enorm, daß er sogar die Holländi-
sche Krankheit, eine Ulmenkrank-
heit, überwinden kann. Den Germanen war die Ulme Symbol des
Anfangs – die Stammeltern er-
wuchsen aus Eiche und Ulme –,
den Griechen war die Ulme ein
Symbol des Endes (des Todes).

Kernaussagen der Blüte:
Elm ist für Menschen, die das Gefühl haben, plötzlich ihrer Aufgabe
und Verantwortung nicht mehr gewachsen zu sein. Es ist wie ein
„Black-out", ein „Licht-aus-Effekt",
der bei diesen Personen ein Gefühl
von Erschöpfung und Schwäche
hinterläßt. Es ist eine plötzliche Unsicherheit, eine Trübung ihres Ur-
teilsvermögens. Elm ist vergleichbar mit einer kurzen geistigen Ohn-
macht, aus der man wieder er-
wacht und dann genau weiß, daß
man nun allen Anforderungen wieder gewachsen ist.

Aussagen von Elm-betonten
Menschen:
– Ich bin zur Zeit nicht in der Lage, die übernommene Verantwortung zu bewältigen, mir
fehlen die Kraft und der Mut
dazu.
– Immer häufiger bin ich bedrückt
   und habe ich das Gefühl, in einer
   „Midlife-crisis" zu stecken.
– Die Arbeit geht mir nicht mehr
   so recht von der Hand. Sie ist
   mir über den Kopf gewachsen.
– Neuerdings frage ich mich öf-
   ters, ob ich überhaupt noch für
   meine Arbeit geeignet bin.
– Ich habe die ersten Anzeichen
   einfach übersehen, nun ist es
   zuviel geworden, ich glaube,
   ich pack das alles nicht mehr.
– Meine Leistungsfähigkeit ist ge-
   ringer geworden, und ich weiß

nicht, was daraus werden wird, wenn mich auch noch mein Mut verläßt. Es hängt für andere so viel davon ab.

– Ich weiß zwar, daß ich mir in der letzten Zeit zu viel zugemutet habe, aber das rechtfertigt nicht mein Gefühl, meine anspruchsvolle Arbeit nicht mehr bewältigen zu können.

Von Zeit zu Zeit braucht ein jeder ein bißchen Muße, um zu sich selbst zu finden.

(June Dake)

19 Larch
Lärche (Larix decidua)
Blütezeit: März bis April
Herstellung der Essenz:
Kochmethode
Ist-Zustand:
mangelndes Selbstvertrauen
Soll-Zustand:
erfolgreiche Stärke

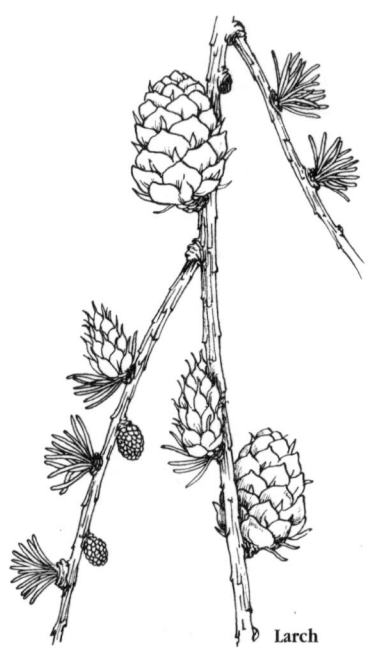

Larch

Kurzbeschreibung:
Die Leistung der Lärche ist bewundernswert. Sie liebt das Licht und die Höhen und traut sich, wie kaum ein anderer Baum, auf Höhen bis zu 2.000 m hinauf. Sie wächst an teilweise sehr steil abfallenden Hängen, trotzt allen Stürmen und sonstigen Witterungsverhältnissen.

Kernaussagen der Blüte:
Larch ist für Menschen, die kein Selbstvertrauen haben und unter minderwertigen Gefühlsreaktionen leiden. Sie sind unfähig, ihr eigenes

Potential zu erkennen und auszuschöpfen. Die Kompensationsmechanismen, die von mangelndem Selbstbewußtsein herrühren, sind vielfältig; Versagensängste, Schüchternheit, Aggressivität, Inaktivität, Erfolglosigkeit, Nicht-so-sein-Wollen, Neigung zu weinen, sich selbst nicht mögen, sich nichts zutrauen, sich ständig nur Mißerfolge vorstellen, die dann auch unweigerlich eintreten. Larch findet auch Einsatz bei Rückenschmerzen.

Aussagen von Larch-betonten Menschen:
– Ich habe ein schwankendes Selbstwertgefühl, überhaupt ist

mein Selbstvertrauen insgesamt sehr gering.

- Manchmal stelle ich mir vor, wie es ist, von allen geliebt und bewundert zu werden. Aber dazu wird es ja niemals kommen.
- Ich habe immer das Gefühl, daß ich anderen unterlegen bin. Ich bin eben ein Versager auf der ganzen Linie.
- Ehe ich mich blamiere oder etwas falsch mache, versuche ich verschiedene Dinge erst gar nicht.
- Alle anderen sind erfolgreicher und begehrenswerter als ich, sie haben alle ein so sicheres Auftreten, nur ich nicht.
- Ich bin unfähig, überhaupt etwas zu wagen. Ich weiß ja schon vorher, daß ich versage.
- Furchtbar, wenn andere meine Schwäche erkennen und auch noch darauf rumhacken oder noch schlimmer, wenn ich dadurch vor anderen bloßgestellt werde!

Jeder ist berufen, etwas zu tun, wofür kein anderer berufen ist.

(John Henry Newmann)

22 Oak
Stieleiche (Quercus robur)
Blütezeit: April bis Mai
Herstellung der Essenz:
Sonnenmethode
Ist-Zustand:
unermüdliches Durchhalten
Soll-Zustand:
ökonomisches Verhalten

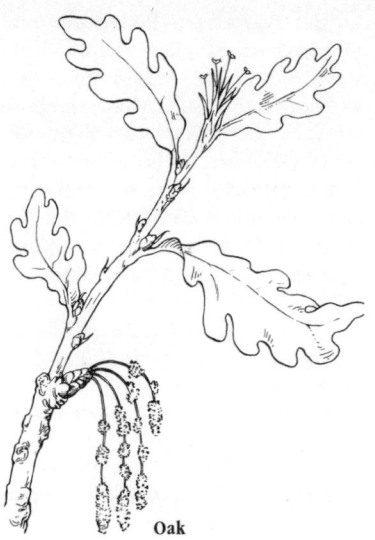

Oak

Kurzbeschreibung:
Bei vielen Völkern der Erde ist die Eiche Symbol der Kraft und Willensstärke. Um kaum einen anderen Baum der Erde ranken sich so viele Geschichten wie um die Eiche, die dem Gott Donar geweiht war und der sie mit Blitzen liebkoste. Die Germanen fertigten aus den Eichenmisteln Amulette, die ihre Träger vor Krankheit und Siechtum schützen sollten.

Kernaussagen der Blüte:
Oak ist für die sehr geduldigen, meist körperlich kräftigen Menschen, die mit einer ungewöhnlichen Kraft zum Durchhalten ausgestattet sind. Sie kämpfen hart und mit einer unermüdlichen Zähigkeit gegen alle Beschwerden, Probleme

und Schwächen an. Die Betroffenen neigen dazu, sich zu überarbeiten, weil sie trotz aufkommender Schwierigkeiten niemals aufgeben würden und keine Rücksicht auf ihr körperliches Potential nehmen. Diese Personen sind unzufrieden, wenn sie durch Krankheit, die sie als persönliche Niederlage empfinden, ausfallen, und tun alles, um wieder fit zu werden.

Aussagen von Oak-betonten Menschen:

- Wenn ich etwas begonnen habe, führe ich es auch zu Ende.
- Ich habe ein ausgeprägtes Pflichtgefühl, dem ich immer treu bleibe.
- Ich kämpfe gegen jede Art von Unpäßlichkeit und/oder von Schwierigkeiten an.
- Oft sind es nur mein unbeugsamer Wille und meine Beharrlichkeit, die mich Arbeiten zu Ende führen lassen, obwohl ich schon lange nicht mehr kann.
- Ich bin ein Mensch, der auch unter größten Belastungen niemals aufgeben würde.
- Ich arbeite oft bis zur Erschöpfung und höre erst auf, wenn meine Aufgabe erledigt ist.
- Oft übernehme ich die Arbeit und Verantwortung anderer, die nicht so ausdauernd sind wie ich.

Arbeiten können ist eine Gnade, aber die Arbeit ist nicht Selbstzweck.

(Karl Maderna)

24 Pine

Gemeine Kiefer, Föhre
(Pinus sylvestris)
Blütezeit: Mai
Herstellung der Essenz:
Kochmethode
Ist-Zustand:
ständige Schuldgefühle
Soll-Zustand:
echte Bescheidenheit

Kurzbeschreibung:
Kaum ein anderes Nutzholz widersteht extremen Temperaturunterschieden so gut wie die Kiefer. Sie besitzt einen trotzigen Lebenswillen, hat bescheidene Ansprüche an Klima und Boden und ist sehr beliebt wegen ihres harzreichen, würzig duftenden Holzes.

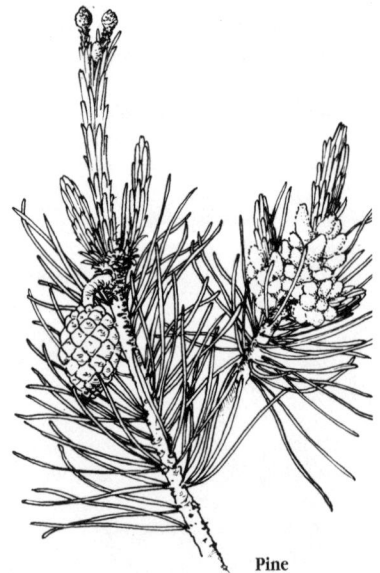

Pine

Kernaussagen der Blüte:
Pine ist für Menschen, die glauben, alles, was sie tun, könne noch besser gemacht werden. Jedem gegenüber haben sie Schuldgefühle. Sie machen sich selbst ständig Vorwürfe und verurteilen sich. Wenn Schuldzuweisung aus der Umgebung erfolgt, übernehmen sie immer einen Teil davon. Auch entschuldigen sich diese Menschen ständig bei allen für alles. Dies ist zurückzuführen auf ein labiles Selbstwertgefühl. Um der gefürchteten Kritik der Umwelt vorzubeugen, üben die Betroffenen ständig Selbstkritik. Sie zeichnen sich durch übertriebene Gewissenhaftigkeit aus und setzen sich zu hohe, kaum erreichbare Maßstäbe. Bei ihnen muß alles 150prozentig sein, völlig fehler- und makellos; folglich sind diese Personen auch nie zufrieden mit sich selbst. Sie leben eine unverhältnismäßige Bescheidenheit aus und können keinen Dank annehmen, sondern werten diesen ab.

Aussagen von Pine-betonten Menschen:
– Ich habe oft Schuldkomplexe und weiß nicht, wie ich damit umgehen soll, mir ist immer alles so peinlich.
– Bei jeder möglichen und unmöglichen Gelegenheit neige ich dazu, ein schlechtes Gewissen zu haben und mich bei anderen zu entschuldigen.
– Alles, was ich mache, genügt mir nicht. Ich kann es mir selbst nie recht machen.

– Im Grunde genommen habe ich all das, was ich habe, gar nicht so recht verdient.
– Auch im sexuellen Bereich habe ich oft starke Schuldgefühle.
– Wenn ich anderen Unannehmlichkeiten machen muß, plagen mich große Gewissensbisse.
– Ich weiß, daß ich an fast allem Schuld habe, deshalb bin ich oft so niedergeschlagen, bedrückt und deprimiert.

Mea culpa, mea culpa, mea maxima culpa – durch meine Schuld, durch meine Schuld, durch meine übergroße Schuld.
(Kirchliches Schuldbekenntnis)

29 Star of Bethlehem
Stern von Bethlehem,
Goldiger Milchstern
(Ornithogalum umbellatum)
Blütezeit: April bis Juni
Herstellung der Essenz:
Kochmethode
Ist-Zustand: unverarbeiteter Schock
Soll-Zustand: befreites Sein

Kurzbeschreibung:
Die sechsblättrigen Blüten leuchten wie kristallweiße Sterne in unvergleichlicher Klarheit und Reinheit. Die eindeutige Form der sechs Blütenblätter, die in alle Richtungen weisen und den Westen mit dem Osten, den Norden mit dem Süden, den Himmel mit der Erde verbinden, veranlaßte Dr. Bach wohl, sie den Seelenzuständen zuzuordnen, die zu Klarheit und zu Übersicht führen.

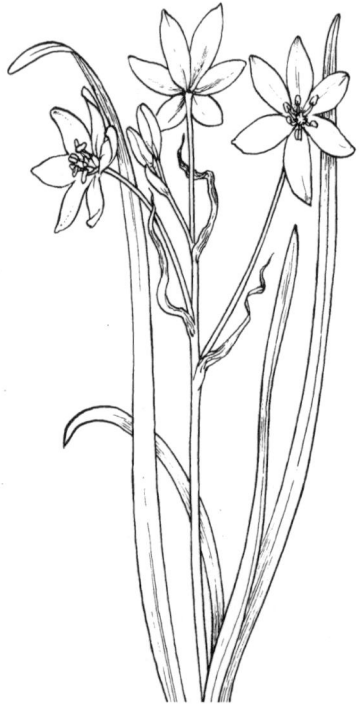

Star of Bethlehem

Blüte, die wie Balsam die geplagte Seele liebevoll umschließt, um sie von dem Schock zu heilen und um körperliche Folgen zu neutralisieren oder zu katalysieren. Julian Barnard: Diese Blüte ist für die dunkle Nacht der Seele.

<u>Aussagen von Star-of-Bethlehem-betonten Menschen:</u>

– Es gab Situationen in meinem Leben, die mir einen solchen Schock versetzt haben, daß ich bis heute noch daran arbeite.
– Mein Schmerz ist so groß – wenn mir doch nur jemand helfen könnte.
– Ich bin schon so manches Mal über etwas hinweggekommen, und immer, wenn ich dachte, ich sei endlich fertig damit, taucht es wieder auf und schmerzt.
– Worin soll ich Trost suchen? Wie soll ich jemals mit diesem Verlust fertig werden?
– Ich bin wie betäubt von dem damaligen Ereignis, das ich bis heute nicht verarbeitet habe; es wühlt mich auf, wenn ich nur daran denke.
– Meine (seelischen) Wunden werden immer wieder aufgerissen, sie heilen einfach nicht zu.
– Immer wieder kommen Bilder in mir hoch und erinnern mich an Dinge, die mir noch sehr weh tun.

<u>Kernaussagen der Blüte:</u>
Star of Bethlehem ist für Menschen, die in Situationen geraten sind, die sie noch nicht gänzlich verarbeitet haben. Diese schockierenden Erlebnisse können frisch sein oder auch schon lange der Vergangenheit angehören. Die Schockzustände können in ihrem Ausmaß und in ihrer Art stark variieren: Verlust eines lieben Menschen, Miterleben eines grauenvollen Unfalls, Kündigung in der Firma, Mitteilung, daß man krank ist und ins Krankenhaus muß usw. Star of Bethlehem ist die

Unser Leiden zu tragen und es zu besiegen, ist ein Weg zur Freiheit, weil man erst im Unglück erkennt, wer man wirklich ist.

(Stefan Zweig)

30 Sweet Chestnut
Edelkastanie, Eßkastanie, Marone
(Castanea sativa)
Blütezeit: Juli
Herstellung der Essenz:
Kochmethode
Ist-Zustand:
ausweglose Verzweiflung
Soll-Zustand:
grenzenlose Hoffnung

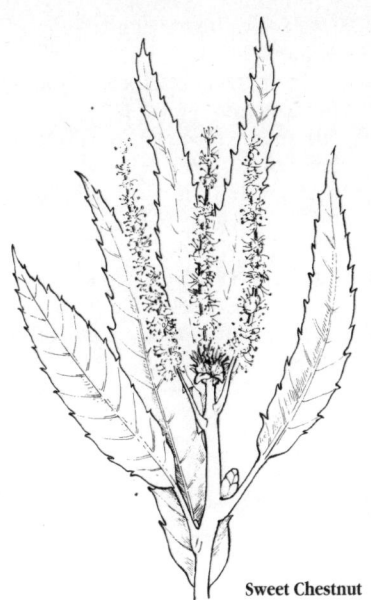

Sweet Chestnut

Kurzbeschreibung:
Dieser Baum, der eßbare Kastanien
hervorbringt, strahlt eine unver-
kennbare Vitalität aus, die ihn im
allgemeinen Jahrhunderte über-
dauern läßt.
Kaum ein anderer Baum hat einen
so starken Überlebenswillen, eine
solche Zähigkeit, seine Art durch
Wachstum zu erhalten, wie die
Edelkastanie. Er blüht in der Mitte
des Jahres; in dieser Zeit speichert
er die Kraft der Sonne in reichem
Maße.

Kernaussagen der Blüte:
Sweet Chestnut ist für Menschen,
die aus ihrem Leidensdruck keinen Ausweg mehr sehen, die unsagbar verzweifelt und hoffnungs-
los sind, deren Schmerz so tief
sitzt, daß er sie zu überwältigen
droht.
Es ist das ohnmächtige Gefühl, alles versucht und gegeben zu haben, gepaart mit dem Bewußtsein,
daß alles viel zu wenig war. Es ist
das Erkennen einer Sinnlosigkeit
des bisherigen Tuns.
Selbst die Zerstörung des Ichs der
Betroffenen würde keine Lösung
mehr darstellen.

Aussagen der Sweet-Chestnut-
betonten Menschen:
- Ich bin an einem Punkt ange-
  langt, an dem ich kein Weiterkommen mehr sehe, auch keinen Hoffnungsschimmer.
- Ich kann den jetzigen Zustand
  meiner übergroßen Verzweiflung nicht länger ertragen.
- Ich befinde mich in einer derar-
  tigen seelischen Bedrängnis,
  daß ich nicht mehr weiß, was
  ich tun soll.
- In mir ist alles ausgebrannt und
  leer, es gibt nichts, woran ich
  mich noch orientieren könnte.
- Ich bin an die Grenze meines
  Durchhaltevermögens gesto-
  ßen, meine Qualen sind er-
  drückend und unerträglich.

- Ich habe nicht einmal mehr Tränen, ich habe so unsagbar gelitten, es gibt keine Steigerung mehr.
- Nie im Leben war ich hoffnungsloser und verzweifelter als heute. Vor mir ist der Abgrund, hinter mir die Einsamkeit.

Die Hoffnung ist die heroische Bestimmung der Seele, die höchste Form der Hoffnung ist die überwundene Verzweiflung.

(Georges Bernanos)

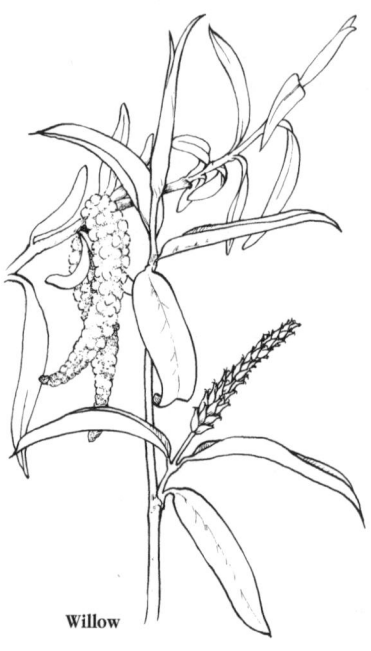

Willow

38 Willow
Dotterweide, Weide
(Salix alba ssp. vitellina)
Blütezeit: April bis Mai
Herstellung der Essenz:
Kochmethode
Ist-Zustand: grollende Verbitterung
Soll-Zustand:
friedvolles Annehmen

Kurzbeschreibung:
Zur Zeit der Weidenblüte feierten die Druiden das Fest der Wiedergeburt der Natur. Die Weide ist damit ein wichtiges Sinnbild im Kreislauf des Lebens, für das Werden und Vergehen. Die Germanen verehrten die Weide als heiligen Baum, der die Fähigkeit besitzt, Unheil und Krankheit vom Menschen abzuwenden und auf sich zu nehmen. Keine Äste sind so biegsam wie die der Weide.

Kernaussagen der Blüte:
Willow ist für die egoistischen, nachtragenden und humorlosen, oft auch schrulligen Menschen, die sich ständig selbst rechtfertigen. Ihr Leben bescherte ihnen negative Erfahrungen, die sie hart und verbittert werden ließen. Diese Personen hadern mit sich und der Welt und machen jeden für das eigene Unglück verantwortlich, nur sich selbst nicht; sie fühlen sich ungerecht behandelt, sind schnell beleidigt und vor allen Dingen immer unzufrieden; sie haben große Schwierigkeiten, Personen oder Dinge so anzunehmen, wie sie sind. Die Betroffenen projizieren diese tief verankerte Bitterkeit auf ihre Umwelt und verneinen damit ihr Leben. Diese Menschen kennen keine Dankbarkeit, angebotene

Hilfe nehmen sie als ihr verbrieftes Recht in Anspruch. Willow findet auch Einsatz beim Krankheitsbild des rheumatischen Formenkreises.

<u>Aussagen von Willow-betonten Menschen:</u>
– Ich hasse bestimmte Personen, die mir ständig Anlaß geben, mich über sie zu ärgern.
– Ich habe nie Großzügigkeit erfahren; ich weiß gar nicht, wie man sich fühlt, wenn man liebt.
– Ich bin nicht in der Lage, meiner Wut Luft zu machen; bei mir schlägt immer alles nach innen.
– Ich leide an rheumatischen Erkrankungen.
– Andere sind schuld daran, daß ich trotz meines Ehrgeizes nicht das erreicht habe, was ich wollte.
– Mein Leben war hart und schwer. Ich hatte da keine Zeit für Gefühlsduseleien.
– Warum geht das Schicksal ausgerechnet mit mir so um? Ich habe dieses schwere Los doch nun wirklich nicht verdient.

Wer immer nur sieht, was ihm das Schicksal verweigert, wird nie sehen, was es ihm schenkt.

(Frida Ingeborg Romay)

Gruppe 7: übermäßige Autorität, Zuwendung, Fürsorge und Besorgnis als Grundlage

03 Beech
Rotbuche (Fagus sylvatica)
Blütezeit: April bis Mai
Herstellung der Essenz: Kochmethode
Ist-Zustand: intolerante Kritik
Soll-Zustand: gütige Toleranz

<u>Kurzbeschreibung:</u>
Der nach oben strebende Baum mit seiner glatten Rinde und seinem unvergleichlichen zarten Frühlingsgrün ist vielseitig verwendbar. Dennoch ist die Buche ein Baum, der, dominierend und bestimmend, nicht duldet, daß sich in seiner Gegenwart andere Sträucher, Büsche oder Bäume entwickeln.

<u>Kernaussagen der Blüte:</u>
Beech ist für Menschen, deren Grundwesenszüge das Streben

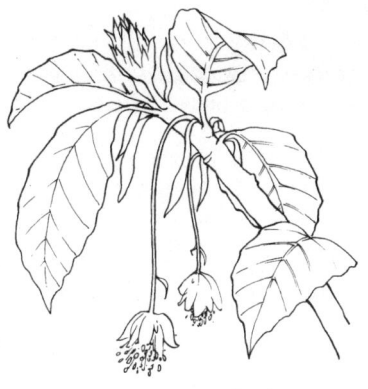

Beech

nach Vollkommenheit und das Mehren des Guten im Menschen sind. Doch die Fähigkeit, die positiven Seiten in einem Menschen zu erkennen und zu fördern, wird von diesen Personen negativ umgesetzt. Sie zeigen ausgeprägt wenig Verständnis für Andersartigkeiten. Diese Menschen können nicht tolerant sein, dafür aber besserwisserisch, spöttisch oder boshaft. Sie kritisieren spontan und aus reiner Urteilssucht und nehmen keine Rücksicht darauf, daß es verschiedene Bewertungsmaßstäbe gibt. Dieses Verhalten bringt den Betroffenen häufig den Ruf von Unreife und Schwäche ein. Beech-betonte Personen können anderen nicht ohne Vorurteile entgegentreten. Diesen Menschen fehlt der Blick für das große Ziel, weil sie sich in Kleinigkeiten verlieren, über die sie sich unverhältnismäßig aufregen und ärgern.

Aussagen von Beech-betonten Menschen:
– Als kritischer Mensch ist es mir einfach unmöglich, fremde Eigenarten ohne weiteres zu akzeptieren.
– Wenn jemand etwas vorschlägt, versuche ich meist, die darin enthaltenen Fehler zu entdecken, sonst wird ja alles verkehrt gemacht.
– Andere halten mich für überheblich und stellen in Frage, daß alles richtig ist, was ich sage. Unglaublich!
– Ich weiß, daß ich viel kritisiere. Aber die Dummheit und die

Unwissenheit vieler Leute sind ja auch oftmals kaum auszuhalten.
– Ich beschwere mich häufig und nehme sofort Stellung zu Dingen, die nicht richtig sind; aber ich versuche auch, sie zu ändern und richtigzustellen.
– Ich habe eine tiefe Abneigung gegen jegliche Form von Oberflächlichkeit. Man kann das anderen Menschen gar nicht oft genug sagen.
– Wie kann man nur so sein!

Dem Anderen sein Anderssein verzeihen können, ist der Anfang aller Lebensweisheit.

(Ernst Jaeger)

08 Chicory
Zichorie, Wegwarte
(Cichorium intybus)
Blütezeit: Juli bis September
Herstellung der Essenz:
Sonnenmethode
Ist-Zustand:
dankerwartendes Besitzergreifen
Soll-Zustand:
uneigennützige Liebe

Kurzbeschreibung:
Diese Pflanze hat kräftige Wurzeln und ein Pflanzengerüst, dessen Verzweigungen eine enorme Energie aufweisen. Sie will machtvoll, sich nach allen Seiten ausbreitend, schaffend tätig sein. Eine bestimmte Form von Egoismus oder Eigennützigkeit zeigt sich bereits in dieser Blüte, die welkt, sobald sie gepflückt wird.

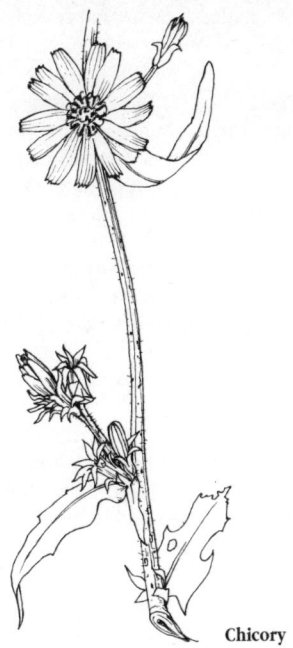
Chicory

ten sich als unersetzlich, möchten in allen Belangen gefragt werden, reagieren überzogen auf das Gefühl, übergangen worden zu sein, ergehen sich in theatralisches Selbstmitleid und sind leicht verletzbar.

Aussagen von Chicory-betonten Menschen:
- Wenn ich schon so viel für meine Lieben mache, dann kann ich ja wenigstens Dankbarkeit erwarten.
- Wenn ich anderen helfen kann, tue ich dies gern, man braucht mich ja nur zu fragen.
- Ich mag es, Menschen oder Dinge an mich zu binden, es ist wie Besitzerstolz.
- Ich finde, daß mir Anerkennung und genügend Aufmerksamkeit regelrecht zustehen; schließlich helfe ich, wo ich nur kann.
- Ich bin ein ausgesprochener Diplomat. Ich finde immer Mittel und Wege, wenn ich etwas erreichen will.
- Daß ich anderen so viele Ratschläge gebe, nimmt man mir häufig übel, obwohl ich es doch gut mit allen meine.
- Weil die anderen ohne meine Hilfe gar nicht auskommen, stehe ich ihnen immer mit Rat und Tat zur Seite und verbessere und manage alles.

Kernaussagen der Blüte:
Chicory ist für Menschen, die versuchen, eine Abhängigkeit zur Umwelt aufzubauen und sie dadurch an sich zu binden. Diese Personen sind der Meinung, geradezu ein Recht auf Dankbarkeit zu haben. Gern mischen sie sich in Dinge ein, die sie nichts oder nur sehr wenig angehen. Immer müssen diese Menschen ihren gutgemeinten Rat geben und sind beleidigt, wenn man sie zurückweist. Die Betroffenen haben ein ausgeprägtes „Helfersyndrom". Am liebsten würden sie sich um alles kümmern und der ganzen Welt nur Gutes tun. Allerdings rechnen sie diese Hilfe später genau auf. Diese Personen betrach-

Dankbarkeit ist eine Pflicht, die erfüllt werden sollte, die aber keiner das Recht hat zu erwarten.

(Jean-Jacques Rousseau)

27 Rock Water

Wasser aus heilkräftigen Quellen
Ist-Zustand:
prinzipielle Selbstdisziplin
Soll-Zustand: geistige Flexibilität

Kurzbeschreibung:
Die Erdoberfläche besteht zum
größten Teil aus Wasser; ohne Wasser gäbe es kein Leben. Kein Element ist so nachgiebig und gleichzeitig so fordernd wie das Wasser.
Nichts kann das Wasser aufhalten,
kein Material hält ihm auf Dauer
stand. Dr. Bach fand das Rock Water in einem längst vergessenen
Brunnen, der aber einst für seine
Heilkraft bekannt war.

Kernaussagen der Quelle:
Rock Water ist für meist strenge, inflexible Menschen mit unumstößlichen Moralvorstellungen, die bestimmte Dinge nur aus Prinzip tun.
Fanatisch tun diese Personen alles,
um sich selbst zu vervollkommnen
und zu perfektionieren, unterdrücken damit aber ihre Vitalebenen. Sie verleugnen ihre Wünsche und versagen sich viele Freuden im Leben, wenn diese nicht zu
ihren Zielvorstellungen passen.
Das Denken dieser Menschen ist
von hochgesteckten Idealvorstellungen beherrscht. In ihrer geistigen Steifheit lassen die Betroffenen
nichts auf ihre hochgeschraubten
Lebensprinzipien kommen. Größtes Unbehagen macht ihnen die
Vorstellung, daß ihre eigenen Prinzipien geschwächt werden könnten. Rock Water orientierte Personen möchten anderen ein nachah-

mungswürdiges, erstrebenswertes
Paradebeispiel sein.

Aussagen von Rock Water-betonten Menschen:
– Man hat mich schon als sehr
strengen Prinzipienreiter bezeichnet.
– Ich bin in vielen Dingen hart
gegen mich selbst; nur wer an
sich arbeitet, erreicht was: Die
Erfüllung liegt im Verzicht.
– Da andere häufig nicht diszipliniert sind, muß ja zumindest einer, nämlich ich, ihnen ein
leuchtendes Beispiel sein.
– Ich versage mir bewußt vieles,
weil ich höhere Ziele habe und
ständig an meiner Selbstvervollkommnung arbeite.
– Ich bin diszipliniert und stark,
dadurch bin ich anderen überlegen und stelle ihnen frei, meinem Beispiel zu folgen.
– Ziele, die ich mir gesteckt habe, muß ich erreichen, egal
welche Opfer ich dafür bringen
muß.

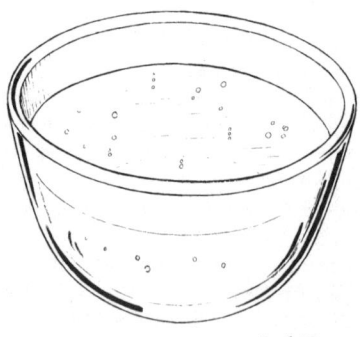

Rock Water

– Ich bin stolz auf meine Selbstdisziplin.

Die gefährlichste Kavallerie ist die Garde der Prinzipienreiter, weil man mit Prinzipienreiterei Grundsätze zu Tode schindet.

(Paul Dahlke)

31 Vervain
Eisenkraut (Verbena officinalis)
Blütezeit: Juni bis September
Herstellung der Essenz:
Sonnenmethode
Ist-Zustand:
übereifriger Fanatismus
Soll-Zustand:
richtige Einschätzung

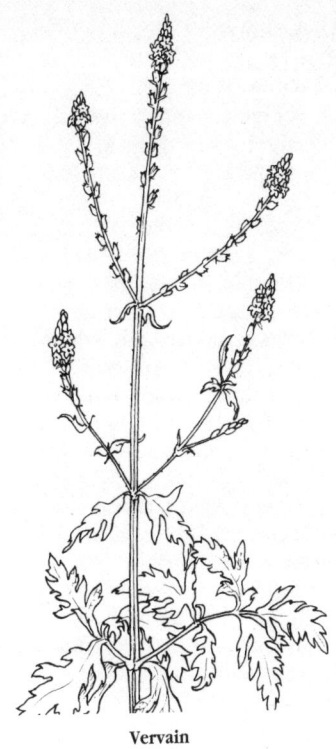

Vervain

Kurzbeschreibung:
Aufrecht und kerzengerade steht der viereckige Stengel des Eisenkrautes, der, in kleinen Mengen genossen, den Charakter stärkt und Lebenskraft gibt. Nimmt man jedoch zuviel davon, führt dies zum Erbrechen.

Kernaussagen der Blüte:
Vervain ist für überschwengliche, wie von einem inneren Feuer entflammten, energiegeladenen und dabei oft schwärmerisch veranlagten Menschen, die andere ständig eines Besseren belehren wollen, wobei sie einen Hang zur Übertreibung entwickeln. Ihre festen Vorstellungen und neuesten Einsichten vertreten diese Personen dogmatisch und wollen schon gestern das erreicht haben, was sie heute beginnen. Fanatisch, mit großer Leidenschaft und mit Enthusiasmus können sie für eine Sache eintreten, auch wenn das noch so strapaziös ist. Die Betroffenen erdrücken andere, die nicht ihrer Meinung sind, mit sprudelnder Hyperaktivität und empfinden es entsetzlich, wenn sie nicht all das tun können, was sie tun wollen. Dabei überschätzen sie häufig ihre tatsächlichen körperlichen Reserven. Außerdem missionieren und überreden sie sehr gern. Allerdings dreht sich bei ihnen alles nur um die Sache.

Aussagen von Vervain-betonten Menschen:

- Wenn ich von einer Sache überzeugt bin, muß ich allen zeigen, wie wichtig diese Angelegenheit auch für sie ist.
- Ich stehe zwar ständig unter Streß, aber die Arbeit macht mir unwahrscheinlich viel Freude.
- Zeitweise fällt es mir sehr schwer, mich zu entspannen und loszulassen, weil ich innerlich auf Hochtouren bin.
- Es macht mir Spaß, meine Ideen sprudeln zu lassen und mich für eine Sache überschwenglich einzusetzen.
- Wenn mich einmal das Interesse an einer Sache gepackt hat, ziehe ich diese mit unerschütterlichem Idealismus durch und kann mich fast überschlagen dafür; koste es, was es wolle.
- In meiner Begeisterung achte ich nicht so sehr auf meine Gesundheit – das Gelingen der Sache ist mir wichtiger.
- Meine Mitmenschen sagen, ich hätte eine schulmeisternde Art an mir, weil ich andere immer von etwas überzeugen will.

Wer sein Gewissen dem Ehrgeiz und dem Fanatismus opfert, verbrennt ein Bild, um die Asche zu bekommen.

(Chinesisches Sprichwort)

32 Vine

Weinstock, Weinrebe
(Vitis vinifera)
Blütezeit: Mai bis Juli
Herstellung der Essenz:
Sonnenmethode
Ist-Zustand:
rücksichtslose Dominanz
Soll-Zustand:
verständnisvolle Führung

Kurzbeschreibung:
Die Weinrebe ist über 6 000 Jahre alt. Der knollige, markige Rebstock kann gegen Verhärtungen

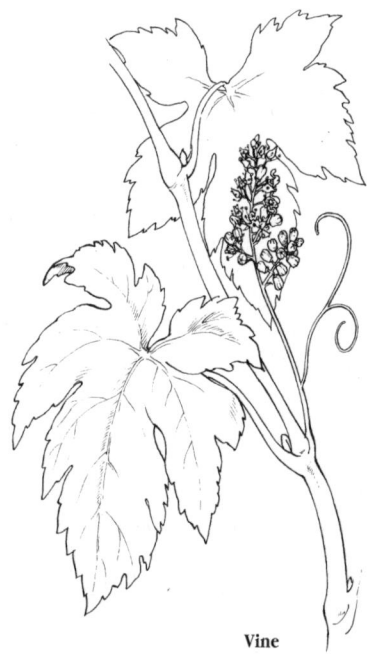

Vine

eingesetzt werden; der Wein aus den süßen Früchten – immer in Maßen genossen – erfreut die Herzen der Menschen, ein Übermaß führt eine Beeinträchtigung der Sinne herbei; die lockeren, schlingenden Ranken benutzen alles in ihrer Umgebung, um sich daran festzuhalten – diese Signatur mag Dr. Bach veranlaßt haben, den entsprechenden Seelenzustand mit Vine zu heilen.

Kernaussagen der Blüte:
Vine ist für die Menschen, die von sich selbst so überzeugt sind, daß sie nichts, was sie tun, in Frage stellen. Häufig scheinen sie den Erfolg gepachtet zu haben, denn sie sind ehrgeizig und oft arrogant. Diese Personen sind der Überzeugung, daß sich ihnen alle Menschen unterzuordnen und ihren Anweisungen Folge zu leisten haben. Diese Menschen können rücksichtslos durchsetzen, was sie vorhaben, dominieren innerhalb einer Gemeinschaft, streben nach Macht und Führung, verlangen absoluten Gehorsam, können gewalttätig sein und sind im Extremfall als Tyrann gefürchtet.

Aussagen von Vine-betonten Menschen:
– Ich habe einen starken, unbeugsamen Willen und weiß ihn auch zu gebrauchen.
– Es gibt Personen, die mich einen schonungslosen Tyrannen nennen, weil ich so streng und autoritär bin.
– Es macht mir nichts aus, daß ich als unnachgiebig und skrupellos gelte.
– Es reizt mich, Macht zu besitzen und sie auszuüben.
– Die Meinung anderer hat mich noch nie interessiert, ich gehe meinen Weg und setze durch, was ich will.
– Ich kann mich sehr schlecht unterordnen, ich bin eben als Herrscher geboren.
– Ich genieße es, in Führungsposition zu sein und Anweisungen zu geben statt sie entgegenzunehmen; ich war schon als Kind so.

Macht ist zweideutig: Wenn wir sie besitzen, nennen wir es Einfluß, besitzen sie andere, nennen wir es Gewalt.

(Arthur F. Corey)

Was sind Notfalltropfen?

Die Notfalltropfen (Rescue Remedy) sind eine Kombination aus fünf verschiedenen Blüten, nämlich Cherry Plum bei Kontrollverlust, Clematis bei Bewußtlosigkeit, Impatiens zur Beruhigung, Rock Rose bei Panikgefühlen und Star of Bethlehem bei Schockzuständen. Alle Situationen, in denen die Notfalltropfen angezeigt sind, haben eines gemeinsam: Es sind außergewöhnliche Situationen, die belastend wirken und für den Betroffenen einem „Notfall" gleichkommen. Das kann der plötzlich notwendig werdende Zahnarztbesuch sein, das Miterleben eines grauenhaften Unfalls, ein unliebsamer Brief, die Einweisung ins Krankenhaus, die bevorstehende Prüfung, der Durchfall während des Urlaubes und vieles andere mehr. In diesen Situationen haben sich die Notfalltropfen bereits tausendfach bewährt. Keiner, der die wundervolle Wirkung dieser Mischung bereits erfahren hat, wird auf sie verzichten wollen.

Wenn der zu Behandelnde nicht in der Lage ist, die Notfalltropfen einzunehmen – beispielsweise wegen Bewußtlosigkeit –, können Sie ihm diese an verschiedenen Stellen (besonders eignen sich dafür die Schlagader- oder Pulspunkte, aber auch Lippen oder Nacken) auf die Haut einreiben oder auf Schleimhäute des Mundes und der Nase träufeln .

Die Notfalltropfen können aber auch anderweitig eingesetzt werden. So eignen sie sich beispielsweise auch:

– als Einstieg in die Blütentherapie (wenn man die richtigen Blüten noch nicht herausgefunden hat)
– wenn Blockaden vorliegen (weil sich der Patient verschließt)
– bei starken Reaktionen (als Auffänger)
– als universelles Blütenmittel für Tiere und Pflanzen
– als Beigabe im Inhalationsgerät und Luftbefeuchter
– zu Kompressen oder Waschungen (zehn Tropfen pro Liter)

Dr. Bach konzipierte die Notfalltropfen nur für Notfälle, nicht für den Dauergebrauch und empfahl jedem, diese Tropfen stets zur Hand zu haben.
Inzwischen gibt es auch die Notfalltropfensalbe. Es ist ein phantastisches Heilmittel bei Verstauchungen, Prellungen, Hautabschürfungen, Verbrennungen und Entzündungen. Diese Salbe kann wie folgt selbst hergestellt werden: Man verrührt 30 Gramm Salbengrundlage (zum Beispiel Eucerin) mit 20 Milliliter Wasser und 50 Notfalltropfen (je mehr Wasser zugegeben wird, desto dünnflüssiger wird die Mischung), d. h. pro ml fertige Salbe = 1 Tropfen Rescue Remedy.

Wie erfolgt die richtige Einnahme und Dosierung?

Für die Einnahme und Dosierung gibt es kein Patentrezept, immer muß die Dosis individuell der Persönlichkeit angepaßt werden. Von den verschiedenen Therapeuten liegen sehr unterschiedliche Erfahrungswerte vor, doch folgende Zubereitung hat sich bewährt und wird auch von mir in erster Linie verordnet:

In eine 30-Milliliter-Pipettenflasche (erhältlich in der Apotheke) werden 1 bis 5 Tropfen der Original-Blütenessenz gefüllt (ich habe gute Erfahrungen mit durchschnittlich 3 Tropfen gemacht) und mit 3 Milliliter 30prozentigem Alkohol verdünnt. Diese Mischung wird mit demineralisiertem oder destilliertem Wasser auf 30 Milliliter aufgefüllt. Als Wasser ist reines Quellwasser, sofern erhältlich, vorzuziehen.

Der Alkohol in diesem Rezept dient nur zur Konservierung der Mischung. Da er die Wirkung des Arzneimittels nicht beeinflußt und darüber hinaus das kleine Fläschchen bei der täglich einzunehmenden Menge schnell aufgebraucht ist, spielt der Alkoholzusatz keine bedeutende Rolle, man kann – zum Beispiel bei Kleinkindern, ehemaligen Alkoholikern, Pflanzen oder Tieren – ganz auf seinen Zusatz verzichten. Dabei hat sich auch bewährt, kleinere Mengen der Mischung anzusetzen (10 bis 15 Milliliter); man muß dann eben öfter eine neue Mischung herstellen.

Sollte eine Mischung in größerer Menge verordnet werden oder sich die Einnahme der verordneten Menge über einen längeren Zeitraum hinziehen, so muß im Bedarfsfalle die beizugebende Alkoholmenge erhöht oder eventuell 45prozentiger Alkohol verwendet werden. Dies gilt zum Beispiel auch für die Notfalltropfen (siehe Seite 80), die über einen längeren Zeitraum aufgehoben werden, da man sie nicht regelmäßig nimmt.

Es gibt zwei verschiedene Arten, die Blütenmischung einzunehmen. Bei der ersten Einnahmeart der Bach-Blüten-Tropfen beginnt man vorzugsweise am Abend. Wenn Sie alle Arbeit hinter sich gebracht haben und die Zeit für Ruhe und Schlaf gekommen ist, dann ist der richtige Moment. Bereiten Sie sich innerlich auf die erste Einnahme vor, und nehmen Sie zwei Tropfen, die Sie sich mit der Pipettenflasche unter die Zunge träufeln. Die Mischung sollte sich erst über die Mundschleimhaut verteilen, bevor man sie schluckt.

Die zweite Einnahme erfolgt am Morgen, noch vor dem Aufstehen; wieder träufelt man zwei Tropfen unter die Zunge.

Normalerweise erfolgt die Einnahme von je 2 Tropfen 5mal pro Tag, und zwar jeweils morgens, vormittags, mittags, nachmittags und abends. Die Dosierung muß jedoch individuell in Menge und Zeitfolge dem Zustand des Betroffenen angepaßt werden. In einem akuten Zustand kann es erforderlich sein, daß alle 5 bis 15 Minuten 2 Tropfen eingenommen werden müssen, in einem anderen, chronischen Zustand kann die Einnahme von 2 Tropfen täglich absolut ausreichend sein. Wichtig ist nur, daß die Einnahme konsequent und regelmäßig erfolgt.

Als Faustregel gilt:
Je langwieriger der zu behandelnde Zustand, desto länger der Zeitabstand zwischen den einzelnen Gaben; je akuter der Zustand, desto häufiger die Gaben.

Kinder oder körperlich schwache Personen sollten zunächst 3mal täglich von der verordneten Mischung einnehmen, also morgens, mittags und abends. Stellen sich keine Reaktionen ein, kann die Häufigkeit der Einnahme auf 5- bis 9mal täglich erhöht werden. Stets muß die Dosis reduziert werden, wenn starke Reaktionen auftreten. Jedoch sollte die verringerte Einnahmehäufigkeit die morgendliche und abendliche Anwendung nicht unterschreiten. Bitte unterbrechen Sie die Therapie nicht, auch wenn sehr starke Reaktionen auftreten.

Für die zweite Einnahmeart werden 15 Tropfen der Blütenmischung in ein Glas gegeben, das man dann mit Wasser oder kaltem Tee auffüllt. Von dieser Mischung trinkt der zu Behandelnde über den Tag verteilt immer wieder kleine Schlucke. Diesen Einnahmemodus wende ich gern bei akuten Fällen und bei älteren Menschen an, die in der Regel sowieso zuwenig trinken.

Gibt es Gegenanzeigen oder Nebenwirkungen?

Obgleich Dr. Bach selbst sagte, daß für seine Therapie kein medizinisches Wissen erforderlich sei, sollte sich der Laie doch vorsorglich von einem Heilpraktiker oder naturheilkundlichen Arzt beraten lassen. Nur der Fachmann kann letztendlich entscheiden, wo die Grenzen der Therapie liegen und wann möglicherweise andere Behandlungsmethoden zum Einsatz kommen müssen. Auch die Blütentherapie kann nicht jeden Menschen und nicht jede Krankheit heilen. So sind in bestimmten Fällen durchaus andere Therapien einzusetzen. Hierbei sollte aber immer der ganzheitliche Aspekt im Vordergrund stehen und den natürlichen Heilweisen der Vorzug gegeben werden. Wo es erforderlich ist, dürfen auch schulmedizinische Maßnahmen bis hin zu einem chirurgischen Eingriff nicht versäumt werden. Tote Zellen sind durch nichts mehr wiederzubeleben. Jedoch kann die Dr.-Bach-Blütentherapie auch in solchen schweren Fällen als begleitende Therapie Hervorragendes leisten, indem sie die Begleitumstände günstig beeinflußt.

Dr. Bach sagte, daß es keine echte Heilung gäbe ohne eine Veränderung in der Lebenseinstellung. Nur wo Seelenfrieden und inneres Glücksgefühl herrschen, kann auch Gesundheit sein. Und diese Veränderung der Lebenseinstellung bewirkt die Einnahme der Heilmittel von Dr. Bach.

Gewisse Reaktionen oder psychische Erschütterungen sind keine Nebenwirkungen, sondern positive Erscheinungen, die die Wirksamkeit der Therapie deutlich machen. Insofern läßt sich sagen, daß keine Nebenwirkungen der Bach-Blütentherapie bekannt sind. Auch ist festzustellen, daß es grundsätzlich keine Kontraindikationen, keine Gegenanzeigen, gibt. Die Bach-Blütentherapie kann gegen alle Krankheitsgeschehen eingesetzt werden, sei es als alleinige, entscheidende Therapie, sei es als Zusatztherapie, die andere Maßnahmen unterstützt.

Wie kann die Heilung verlaufen?

Während der Therapie mit den Bach-Heilmitteln treten in aller Regel verschiedene Phasen ein, die bei den verschiedenen Patienten unterschiedlich sein können, aber in jedem Fall unbedingt berücksichtigt werden müssen. Wenn der zu Behandelnde mit der Einnahme der Heilmittel beginnt, ist eine differenzierte und individuelle Betreuung sowie eine genaue Beobachtung erforderlich. Es wird manchmal notwendig sein, das Mittel den veränderten Gegebenheiten anzupassen, denn durch die Behandlung entwickelt der Patient unter Umständen „neue" psychische Zustände. Jeder Mensch verhält sich in den verschiedenen Lebenssituationen individuell und anders als andere; dem muß Rechnung getragen werden. Es stellen sich gegebenenfalls vollkommen unerwartete Reaktionen ein, die den Betroffenen völlig überraschen und auch verunsichern können.

Der Heilungsverlauf kann sich auf die Psyche und die körperlichen Symptome sehr unterschiedlich auswirken. So ist es möglich, daß sich die gesamte psychische Situation sehr schnell normalisiert, die Besserung der körperlichen Symptome aber nur langsam fortschreitet. Was sich in Jahren oder gar in Jahrzehnten entwickelt hat, kann nicht von heute auf morgen verschwinden. Andere naturheilkundliche Heilweisen können dann eine sinnvolle Ergänzung der Blütentherapie sein (siehe Seite 83). Es ist einleuchtend, daß im Regelfall bei den Personen eine Heilung am schnellsten vonstatten geht, deren Krankheitsgeschehen akuter Natur ist und noch nicht allzu lange besteht; Menschen, die vorher noch nicht nennenswert krank waren, die keine wesentlichen negativen Erbanlagen mitbringen und deren Konstitution nur momentan geschwächt ist, werden schneller gesund als die, die schon eine weniger gute Konstitution mitbringen und deshalb bereits häufiger Erkrankungen und unterschiedliche Behandlungen durchgemacht haben. Für den Heilungsverlauf wird somit entscheidend sein, auf welcher Ebene sich das Beschwerdebild zeigt, auf der körperlichen und/oder der seelisch-geistigen und wie tief der jeweilige Zustand bereits verwurzelt ist.

Die erste Beobachtung der Wirkungen kann nur der Betroffene selbst durchführen. Vor allem sollte er auf den Traum nach der ersten Bach-Heilmitteleinnahme achten. Ist dem Patienten in Erinnerung geblieben, was er geträumt hat? Wenn ja, sollte er es unbedingt aufschreiben, denn dieser erste Traum könnte das zentrale Problem des Patienten widerspiegeln. Träume haben insgesamt eine besondere Bedeutung während der Bach-Blüteneinnahme. Der Behandelte sollte immer versuchen, sich an sie zu erinnern. Freilich sollte er sich nicht zwingen, schon gar nicht sollte er sich vor lauter Vorsatz, sich an Träume zu erinnern, um den Schlaf bringen.

Die verschiedenen Patienten reagieren auch unterschiedlich auf die Blütentherapie. Folgende Möglichkeiten kommen in Betracht:

1. Die meisten Menschen, die sich einer Blütentherapie unterziehen, berichten über eine enorme Steigerung ihres Wohlbefindens und ihrer Leistungskurve. Sie äußern, es sei ihnen schon lange nicht mehr so gutgegangen. „Ich habe endlich wieder Luft zum Atmen", „Ich fühle mich so wunderbar frei" und „Ich habe ein so seltsam frohes Gefühl in mir", sind Aussagen, die immer wieder zu hören sind. Ganz allgemein kann gesagt werden, daß sich körperliche und seelische Zustände zum positiven verändern und die allgemeinen Symptome, unter denen der Betroffene leidet, ganz verschwinden oder zumindest erheblich weniger werden.

2. Bei einigen Patienten kann die sogenannte Erstverschlimmerung auftreten. Darunter versteht man die Wiederkehr von Symptomen bereits durchgemachter Erkrankungen, die in ihrer Heftigkeit und Stärke variieren können. Das können Magenverstimmungen oder Kopfschmerzen, Schlafstörungen, ein seelisches Tief, aggressives Verhalten und vieles andere mehr sein. Diese Erstverschlimmerung ist jedoch ein Zeichen des Körpers, daß er versucht, mit den verletzten

seelisch-geistigen Prinzipien wieder in Einklang zu kommen. Der Körper muß hierbei unterstützt werden. Keinesfalls soll man die Therapie an diesem Punkt unterbrechen, man kann aber etwas zur Linderung tun:

– Die Häufigkeit der Einnahmen kann reduziert werden, wobei allerdings auf die abendliche und morgendliche Einnahme nicht verzichtet werden sollte.

– Bis zum Abklingen der schlimmsten Reaktionen können die Notfalltropfen zusätzlich (siehe Seite 80) eingesetzt werden.

3. Manche Behandelte glauben, keine Veränderung zu spüren. Sie meinen, die Bach-Blütentherapie habe nichts bewirkt. Bitte bedenken Sie bei einer solchen Annahme, daß die Bach-Blüten bei richtiger Auswahl immer wirken. Jahrzehntelange Erfahrungen haben das gezeigt. Sollte es also zu einer solchen „Nicht-Reaktion" kommen, muß zunächst geprüft werden, ob die richtigen Heilmittel gewählt wurden. Gehen Sie zur Klärung dieser Frage noch einmal die entsprechenden Kapitel dieses Buches durch (Seite 22-30).

Legen Sie großen Wert auf die Beantwortung der Frage, warum braucht der zu Behandelnde dieses oder jenes Heilmittel? Vielleicht liegt der Grund für die nicht spürbare Veränderung in der Wahl des falschen Mittels.

4. Eine weitere Möglichkeit besteht darin, daß der Patient den veränderten Zustand gar nicht wahrgenom-

men hat. Die Praxis zeigt, daß es immer sinnvoll ist, den „Beschwerdekatalog" des zu Behandelnden sehr genau schriftlich festzuhalten, um dann die einzelnen Symptome abfragen zu können. In der Regel stellt sich heraus, daß sich doch vieles verändert oder gebessert hat. Dem Betroffenen muß dies aber erst sichtbar und bewußt gemacht werden, denn häufig sieht er nur die noch vorhandenen, möglicherweise weniger wichtigen Symptome oder Beschwerden. Sie mögen sogar so geringfügig gewesen sein, daß er sie anfangs überhaupt nicht erwähnte, weil ihm die anderen viel bedeutungsvoller erschienen. Meist aber denkt der Patient nicht mehr an die Beschwerden, sobald er sie überwunden hat.

5. Ist in der Tat bei objektiver Betrachtung keine Veränderung eingetreten, haben Sie die Möglichkeit, die Tagesdosis der Blütenmischung zu erhöhen. Sie verordnen dazu häufigere Einnahmen pro Tag und/ oder Sie erhöhen die Zahl der Tropfen.

6. Wenn Sie alles noch einmal nach bestem Wissen und Gewissen überprüft, gegebenenfalls die Dosierung verändert oder eine andere Mischung zusammengestellt haben, und sich dennoch nichts tut, finden Sie einen der wenigen Menschen vor, der für die Bach-Blütentherapie noch nicht reif ist. Bei diesen Menschen liegt meiner Ansicht nach eine seelische Blockade vor. Sie wehren sich bewußt oder unbewußt gegen diese Therapieform. Es kann aber auch eine grundsätzliche Blockade gegen energetische The-

rapien vorliegen. Diese Blockaden müssen gesucht und möglichst abgebaut werden.

Lassen Sie die Zeit für sich arbeiten. Vielleicht kommt der Tag, an dem Sie auch an diesem Menschen die wunderbare Wirkung der Blüten-Heilmittel miterleben dürfen. Lassen Sie ihm Zeit. Jede Bemühung, einem Menschen helfen zu wollen, bedarf der Zustimmung des betroffenen Menschen und der göttlichen Führung. Dem müssen wir uns beugen, wir können und dürfen niemanden zu einer Therapie zwingen.

Zu bedenken ist aber auch immer, daß der Organismus auf energetische Verfahren zunächst nur langsam und träge reagieren kann, vor allen Dingen dann, wenn zum Beispiel längerfristige Therapien anderer Art – etwa mit Antibiotika, Cortison und ähnlichem – durchgeführt wurden.

Krankhafte Zustände sind grundsätzlich heilbar, solange der Organismus noch zu Reaktionen in der Lage ist. Je früher Disharmonien erkannt werden, desto größer ist natürlich die Chance der Heilung. Ein erfolgreicher Therapieverlauf sollte aber nicht dazu verleiten, sich nun für alle Zukunft in Sicherheit zu wiegen, sondern verpflichtet vielmehr zum Nachdenken, zur möglichen Änderung der Lebensumstände und Lebensweise zum Wohle der Einheit von Körper, Seele und Geist. Diese Einsicht zu erlangen ist wichtiger Bestandteil der Heilung.

Fälle aus der Praxis

Bei den hier geschilderten Fällen aus der Praxis werden die wesentlichen Fakten der umfangreichen Diagnose nur stichwortartig wiedergegeben. Auch sind sie keineswegs vollständig. Die im Einzelfall verordneten Heilmittel ergaben sich natürlich aus sämtlichen Punkten der differenzierten Gesamtdiagnose.

Fall 1: Leichte Leberschwellung, Hämorrhoiden und Krampfadern

Ein Mann, 43 Jahre, klagte über unspezifische Verdauungsbeschwerden, die er seit seinem 19. Lebensjahr habe; er erkrankte zu diesem Zeitpunkt an einer Hepatitis. Nach der Antlitzdiagnose (geschwollener Unterlippenrand bei etwas zu roten Lippen, leicht gelblich verfärbte Mund-Kinn-Region sowie gelblich überlagertes Augenweiß) bestätigt auch die körperliche Untersuchung (eine leicht geschwollene Leber, Hämorrhoiden und Krampfadern) meinen Verdacht.

Der Patient macht einen niedergeschlagenen Eindruck. Seine Mundwinkel hängen herunter, die Augen haben keine Strahlung. Er sagt: „Mir gelingt nichts mehr. Ich sehe immer nur die Schwierigkeiten, die mit einer Sache verbunden sind.den meisten Dingen – insbesondere dann, wenn sie neu sind – stehe ich skeptisch gegenüber und zweifle stark an ihrem Gelingen."

Ein geradezu klassischer Fall für Gentian. Der Patient bekommt nur diese eine Blütenessenz verschrieben, die er in der ersten Woche stündlich nehmen soll. Skeptisch fragte der Patient: „Und das soll mir bei meinen Hämorrhoiden helfen?" Ich bat ihn, mich anzurufen, falls Reaktionen erfolgen. Der Anruf kam bereits nach zwei Tagen. Seine Hämorrhoiden hätten zu bluten angefangen, und aus einem nichtigen Anlaß sei er in regelrechte Depressionen gefallen. Die Dosis wurde nun auf 5 Einnahmen pro Tag verringert.

Drei Wochen später erschien dieser Patient zu seinem nächsten Termin und war völlig verändert. Sein Gesicht strahlte nun wieder. Es gehe ihm recht gut, sagte er, doch habe er immer noch Zweifel. In der letzten Woche habe er plötzlich Angst bekommen, seine Beschwerden könnten wieder auftauchen, die Besserung sei vielleicht nur vorübergehend. Nun bekam er zusätzlich zu Gentian die Blüte Mimulus. Der Patient war etwa sechs Monate in Behandlung. Seine Beschwerden klangen deutlich ab.

Die Abstände zwischen den „Anfällen" von Entmutigung, pessimistischer Einstellung (gerade neuen Dingen gegenüber) und das Sichzurückziehen, sobald Schwierigkeiten auftreten, wurden immer länger. Seine Lippen nahmen wieder das normale Rot an, die Gelbfärbung in seinem Gesicht war verschwunden, die Hämorrhoidenschmerzen waren gänzlich zurückgegangen. Auch die Krampfaderbeschwerden hatten sich merklich verringert.

Fall 2: Darmfisteln

Eine junge Frau von 24 Jahren litt seit etwa vier Jahren an immer wiederkehrenden Beschwerden im Darmbereich (Darmfisteln). Wenn die Schmerzen zu stark geworden waren, hatte sie sich operieren lassen (bisher dreimal), sonst aber hatte sie keine weiteren Behandlungen durchgeführt. Zur Zeit, als sie mich aufsuchte, wäre erneut eine Operation nötig gewesen.

Die Stimme der Patientin war leise, emotionslos und etwas monoton, ihre Haut war blaß, das leicht graue Augenweiß verriet eine unzureichende Sauerstoffzufuhr. Sie erzählte ihre Krankheitsgeschichte, als sei sie eigentlich gar nicht selbst betroffen. Ihr Blick war dabei abwesend. Die Handdiagnose zeigte eine konische Hand mit stark erhöhtem Mondberg, der von blassen, feinen Linien durchzogen war, sowie einem eingefallenen Marsberg.

Ich verordnete ihr als Einzelmittel Clematis, das sie in der ersten Woche viermal, in der zweiten fünfmal und der dritten und vierten Woche siebenmal pro Tag einnehmen sollte. Gleichzeitig sollte sie ihren Körper täglich trocken bürsten und je-

den Morgen kalt duschen. Außerdem sollte sie sich überlegen, welche körperliche Betätigung (Tanz, Gymnastik, Laufen) ihr wohl Spaß machen würde, damit ihr Körper wieder mehr Sauerstoff zugeführt bekäme.

Die Patientin rief mich nach zwei Wochen an und sagte, sie könne die Operation absagen, es ginge ihr gut. Insgesamt war die Patientin zehn Wochen in Behandlung. Während dieser Zeit veränderte sich ihr verträumtes, auf Ideale ausgerichtetes Wesen. Sie blieb sehr ruhig, wurde aber deutlich aktiver. Durch die Bewegung an der frischen Luft hatte sie auch „von außen" wieder Farbe bekommen.

Dieser Fall liegt nun bereits vier Jahre zurück und die Patientin hatte bisher keinen Rückfall.

Fall 3: Verdauungsstörungen, Arthrose und Rheuma

Eine 57jährige übergewichtige Dame konsultiert die Praxis wegen manifester Verdauungsstörungen. Ihr Leib sei hart und aufgetrieben, und ihr Stuhlgang (höchstens zweimal in der Woche) sei fest und schmerzhaft. In den letzten Monaten habe sie verstärkt Beschwerden in den Fingergelenken, so daß sie kaum oder nur unter großen Schmerzen in der Lage sei, ihre Finger zu krümmen. Sie habe wahrscheinlich Rheuma.

Des weiteren klagte die Patientin über Arthrose in beiden Kniegelenken. Das habe sie schon sehr lange. In den letzten Jahren sei es aber immer schlimmer geworden. Sie könne kaum mehr laufen. Unzählige Therapeuten habe sie bereits konsultiert, „zentnerweise" Cremes und Packungen verbraucht, aber besser sei es davon nicht geworden.

Auf meine Frage, wer denn zu Hause alles erledige, antwortete sie: „Mein Mann natürlich, er ist Rentner und hat sowieso nichts zu tun. Ich habe ja schließlich die ganzen Jahre für ihn den Haushalt geführt. Jetzt, gerade wo ich krank bin, kann ich mir wohl auch mal erlauben, etwas auszuruhen. Und überhaupt, als ich meinen Mann geheiratet habe, dachte ich auch, ich würde es etwas besser haben. Verdient hätte ich es. Aber das Leben gibt mir nicht das, was mir eigentlich zusteht. Dabei habe ich nie etwas Böses getan. Nicht daß Sie jetzt denken, ich tue tagsüber gar nichts. Ich bin vollauf beschäftigt mit den vielen Besuchen bei den einzelnen Therapeuten, das nimmt ja auch viel Zeit in Anspruch. Aber alle kümmern sich nicht ausreichend um mich. Jetzt, wo ich alt und gebrechlich bin und andere brauche, ist keiner da und hilft mir. Sie werden mir sehr wahrscheinlich auch nicht helfen können".

Diese Dame machte keinesfalls einen alten und gebrechlichen Eindruck. Auffallend war der gewaltige Redeschwall der Frau, der von theatralischem Selbstmitleid begleitet wurde.

Die Konstitutionsmittel dieser Patientin sind Chicory und Willow, die symptomatischen Blüten sind Heather und Gorse.

Ich verschrieb ihr die beiden Konstitutionsmittel und zusätzlich Star of Bethlehem. Letzteres gebe ich grundsätzlich mit in die erste Mischung, da jeder Mensch in irgendeiner Art und Weise – ob akut oder manifest – Schocksituationen ausgesetzt war.

Außerdem bat ich die Patientin, über den Inhalt und die Bedeutung von Liebe nachzudenken, ihre Gedanken möglichst aufzuschreiben und mir das, was sie zu Papier gebracht habe, zur nächsten Konsultation mitzubringen.

Bereits am nächsten Tag rief mich die Patientin an und schimpfte. Womit sie verdient habe, eine solche schlimme Nacht zu erleben, wollte sie ärgerlich wissen. Es sei so entsetzlich gewesen, daß sie sich nicht erinnern könne, so etwas schon mal erlebt zu haben. Nicht nur, daß sie einen heftigen Durchfall bekommen habe, auch ihre gesamten Gelenke seien doppelt so dick wie am Abend vorher. Es ginge ihr ganz schlecht, ihr Mann sei nicht da, und ich solle jetzt sofort zu ihr kommen, denn ich sei ja schließlich ihre Therapeutin.

Ich konnte die Patientin beruhigen und versprach ihr, wenn sich ihr Zustand über Tag nicht bessern würde, abends nach ihr zu sehen. Am späten Nachmittag rief sie an und sagte, ihr Mann und ihre beiden Kinder seien jetzt da und es ginge ihr auch schon etwas besser.

Die beiden Folgemischungen, die ich später verordnete, enthielten nur noch Chicory und Willow. Auf Gorse und Heather konnte verzichtet werden, da die Symptome dieser Blüten durch die Einnahme von Chicory und Willow von allein verschwanden.

Im Verlaufe der Behandlung, die 3 1/2 Monate dauerte, normalisierte sich der Stuhlgang, die Arthrose- und Rheumaschmerzen reduzierten sich auf ein erträgliches Maß. Der Ehemann der Patientin rief mich an und dankte für diese Arznei, die ihm eine Frau beschert habe, die nicht nur fordere, sondern auch wieder geben könne.

Fall 4: Rückenschmerzen, Atembeschwerden

Eine 39jährige Dame kommt wegen Rückenschmerzen, besonders im Hals- und Lendenwirbelbereich. Ihre Schultern sind leicht nach vorn gebeugt, der Brustkorb eingeengt, sie leidet unter anfallsweisen Atembeschwerden, die sie sehr beängstigen. Die Dame macht einen liebenswürdigen, zuvorkommenden Eindruck. Sie berichte: „Die Rückenschmerzen sind nicht immer da. Sie treten, das habe sie selbst schon gemerkt, immer nur bei seelischen Belastungen auf. Ich habe einen großen Haushalt zu versorgen, fünf Kinder und Ehemann und meine Mutter. Zu meiner Mutter habe ich ein recht gutes Verhältnis, sie wohnt seit einem schweren Unfall bei uns.

Alles lastet auf meinen Schultern, ich habe leider versäumt, meine Kinder zur Mitarbeit zu erziehen. Ich kann auch anderen Menschen nichts abschlagen. Ich muß alles allein machen. Ich tue das ja gerne, aber in der letzten Zeit ist alles viel zuviel geworden. Es macht mir angst; ich fürchte, ich schaffe das alles nicht mehr. Ich habe das Gefühl, ich stecke in einer Krise. In mir kämpfen immer zwei Seelen, die eine, die alles tun will, und die andere, die das nicht schafft."

Das Konstitutionsmittel der Patientin ist Centaury. Die weitere Symptomatik der Rückenschmerzen verlangt nach Larch, das Angstverhalten, die nach vorn gebeugten Schultern, der eingeengte Brustkorb und die dadurch vorprogrammierten Atembeschwerden machen Mimulus notwendig. Symptomatisch wäre auch Elm erforderlich.

Die Dame bekam in die erste Mischung Centaury und Star of Bethlehem. Schon nach der Einnahme der ersten Flasche berichtete die Dame, daß sie stärker geworden sei. Sie könne sich jetzt der Familie und ihren Kindern gegenüber etwas besser durchsetzen und habe nicht mehr das Gefühl, alles allein machen zu müssen.

Die zweite und dritte Mischung beinhaltete Centaury, Larch und Mimulus. In dieser Zeit traten verstärkt Angstgefühle und Rückenschmerzen auf, die heftig, aber kurz waren. Danach war die Dame beschwerdefrei, deshalb erhielt sie als letzte Flasche noch einmal Centaury zur Stabilisierung.

Fall 5: Kopfschmerzen, Schlafstörungen, Konzentrationsschwierigkeiten

Ein Mann, 42 Jahre alt, konsultiert die Praxis wegen starker Kopfschmerzen. Hinzugekommen seien in den letzten Wochen Schlafstörungen und als deren Folge Konzentrationsschwierigkeiten. Seine Bewegungen sind fahrig, unkontrolliert, hektisch. Seine Sprechweise ist zu hastig, er spricht in Schachtelsätzen, verhaspelt sich, lacht dann und versucht, einen neuen Anfang zu finden. Ich habe das Gefühl, er verheimlicht mir etwas sehr Wichtiges. Ich sehe in sein zu stark gerötetes Gesicht, sein Unterlippenrand ist verdickt, seine Nasenspitze voller Pusteln und leicht bläulich, seine Handinnenflächen sind gerötet: alles dies deutet auf eine Lebererkrankung hin.

Auf meine Frage, wie häufig er Alkohol trinke, reagiert er verlegen und lacht wieder. Ich frage weiter, ob er im Beruf zufrieden sei. Nun lacht er nicht mehr, sondern antwortet, daß es da schon einige kleine Probleme gäbe. Was denn seine Frau dazu sage? Das könne er ihr nicht erzählen, das zöge nur Diskussionen nach sich.

Im weiteren Verlauf des Gespräches stellte sich heraus, daß er seine beruflichen Probleme (manifester Ärger mit dem Vorgesetzten) nicht offen mit seiner Frau bereden konnte, sondern sie unter den Teppich kehrte. Statt dessen suchte er zunehmend Vergessen im Alkohol. Dieser Zustand hatte nun schon Jahre angedauert, und seiner Familie konnte das natürlich nicht verborgen bleiben. Die Schlafstörungen wiesen deutlich auf die nicht verarbeiteten Probleme hin, der Konzentrationsmangel tagsüber ebenfalls.

Für diesen Patienten ist Agrimony sowohl die richtige Konstitutionsals auch Symptomblüte.

Der Mann bekam zunächst Agrimony und Star of Bethlehem. Innerhalb der ersten Einnahmephase traten starke Aggressionen gegen Familie und Beruf ein, deshalb bekam der Patient zusätzlich Holly. Während der zweiten Einnahmephase schlugen die Aggressionen in Depressionen um, hinzu kamen Mutlosigkeit und Zweifel an den eigenen Fähigkeiten; der Patient schlief wieder schlechter. Als nächste Mischung verordnete ich ihm deshalb Agrimony und Gentian. Diese Mischung nahm der Mann zwei Monate lang. Während dieser Zeit lernte ich auch seine Frau kennen, die von den Problemen ihres Mannes nichts geahnt hatte. Sie half ihm nun, so gut sie konnte, mit dieser schwierigen Situation fertig zu werden. Vier Monate nach der ersten Bach-Blüteneinnahme wurde der Patient in eine andere Abteilung versetzt. In dieser Arbeit ging er auf. Zufall?

Rechtliche Grundlagen

Nach deutschem Recht sind Diagnostizierung und Behandlung von Krankheiten nur dem Arzt und dem Heilpraktiker erlaubt. Da die Bach-Blütentherapie auf die Heilung von Erkrankungen abzielt – auch wenn diese Heilweise ihre ganz eigenen Wege geht –, ist die berufsmäßige oder gewerbliche Anwendung dieser Behandlungsmethode dem Laien strikt untersagt. Dies gilt auch dann, wenn die Behandlung kostenlos durchgeführt wird. Gesetzlich erlaubt dagegen ist selbstverständlich die Hilfestellung im Kreis der nächsten Angehörigen, doch gibt es auch hier gesetzliche Einschränkungen.

Die Blütenessenzen, das heißt die reine ungemischte Substanz, die Konzentrate, die in der Stockbottle enthalten sind, unterliegen in Deutschland, da sie im Ausland hergestellt werden, der Verschreibungspflicht durch den Arzt. Für den persönlichen Bedarf kann der Verbraucher die Blütenessenzen jedoch selbst einführen und sich seine Mischungen dann entsprechend den Anweisungen seines Behandlers herstellen bzw. herstellen lassen.

Diese Angaben sind ohne Gewähr und gelten zum Zeitpunkt der Niederschrift. Es ist denkbar, daß die gesetzlichen Regelungen geändert und/oder im Rahmen des EG-Binnenmarktes neue Bestimmungen erlassen werden, die auch den freien Verkauf der Essenzen ermöglichen.

Anhang

Literaturhinweise

Deutsche Literatur
Bach, Edward: Blumen, die die Seele heilen. Hugendubel Verlag
Bach, Edward: Gesammelte Werke. Aquamarin Verlag
Bach, Edward: Die heilende Natur. Heyne Verlag, München 1990
Barnard, Julian & M.: Das Bach-Blüten-Wunder. Heyne Verlag, München 1990
Blome, Götz: Mit Blumen heilen. Hermann Bauer Verlag
Chancellor, Philip M.: Das große Handbuch der Bachblüten. Aquamarin Verlag
Damian, Peter: Astrologie und Bach-Blütentherapie. Aquamarin Verlag
Geßwein, Wolfgang: Vortrag über Dr. Edward Bach, sein Leben und seine Lehre. Veröffentlichung in „Wir", Ausgaben 4/1988 und 1/1989 „Freie Heilpraktiker e.V."
Petersen, Jens E.: Heile Dich selbst mit den Bach-Blüten. Knauer Verlag
Scheffer, Mechthild: Die Bach-Blütentherapie. Hugendubel Verlag, München 1981
Weeks, Nora: Dr. Edward Bach. Hugendubel Verlag

Englische Literatur
Bach, Edward: Collected Writing of Edward Bach. Bach Educational Programme
Bach, Edward: The Twelve Healers and other Remedies. C. W. Daniel Company Ltd.
Bach, Edward: Heal Theyself. C. W. Daniel Company Ltd.
Barnard, Julian A.: A Guide to the Bach Flower Remedies. C. W. Daniel Company Ltd.
Chancellor, Philip M.: Handboook of the Bach Flower Remedies. C. W. Daniel Company Ltd., 1983
Evans, Jane: Introduction to the benefits of the Bach Flower Remedies. C. W. Daniel Company Ltd.
Jones, T. W. Heyne: Dictionary of the Bach Flower Remedies. C. W. Daniel Company Ltd.
Ramsell, John: Questions & Answers. The Bach Centre
Vlamis, Gregory: Flowers to the rescue, Thorsons Publishing Group. Wellingborough 1986
Wheeler, F. J.: The Bach Remedies Repertory. C. W. Daniel Company Ltd.
Weeks, Nora: The medical Discoveries of Edward Bach, Physican. C. W. Daniel Company Ltd., 1983
Weeks, Nora; Bullen, Victor: The Bach Flower Remedies, Illustration and Preparation. C. W. Daniel Company Ltd.

Adressen

An die folgende Adresse können Sie sich wenden, wenn Sie weitere Fragen haben oder entsprechende Kurse besuchen möchten:
Berufs- und Fachverband „Freie Heilpraktiker e.V."
Kölner Straße 369, 4000 Düsseldorf
Tel. 0211/72 57 77

Register

NÜTZLICHE RATGEBER

EINE AUSWAHL

Stand: Frühjahr 1991

Essen und Trinken

Meine feine Bürgerliche Küche
(4411-9) Von E. Falout, 160 S., 119 Farbfotos, Pappband. ●●●

Kochen für 1 Person
Rationell wirtschaften, abwechslungsreich und schmackhaft zubereiten. (0586-5) Von M. Nicolin, 104 S., 8 Farbtafeln, 23 Zeichnungen, kart. ●

Schnell und individuell
Die raffinierte Single-Küche
(4266-3) Von F. Faist, 160 S., 151 Farbfotos, Pappband. ●●●

Für Kenner und Genießer **Lamm**
(1090-7) Von H. Imhof, 64 S., 50 Farbfotos, Pappband. ●

Frischer Fang aus Fluß und Meer **Fisch**
(0964-X) Von L. Grieser, 64 S., 69 Farbfotos, Pappband. ●

Edler Kern in harter Schale **Meeresfrüchte**
(0886-4) Von L. Grieser, 48 S., 52 Farbfotos, Pappband. ●

Gaumenfreuden Tag für Tag
Pfannengerichte
(1007-9) Von S. Fabke, 64 S., 54 Farbfotos, Pappband. ●

Von Tatar und falschen Hasen **Hackfleisch**
(0866-X) Von A. und G. Eckert, 64 S., 42 Farbfotos, Pappband. ●

Aus eigener Küche **Gute Wurst**
(0948-8) Von J. Bessel, G. Quaas, 80 S., 8 Farbtafeln, kart. ●

Aus lauter Lust und Liebe **Knoblauch**
(0867-8) Von L. Reinirkens, 64 S., 45 Farbfotos, Pappband. ●●

Kochen und würzen mit **Paprika**
(0792-2) Von A. und G. Eckert, 88 S., 8 Farbtafeln, kart. ●

Bintje, Irmgard und Sieglinde
Kartoffeln
(1032-X) Von S. Fabke, 64 S., 43 Farb- und 1 s/w-Foto, Pappband. ●

Leicht und lecker
Nudelgerichte
Die besten Rezepte aus der 3 GLOCKEN-Feinschmecker-Küche.
(0466-4) Von Chr. Stephan, 80 S., 8 Farbtafeln, kartoniert. ●

Pasta in Höchstform **Nudeln**
(0884-8) Von M. Kirsch, 64 S., 62 Farbfotos, Pappband. ●

Kräftig klar und cremig zart **Feine Suppen**
(1031-1) Von H. Imhof, 64 S., 48 Farbfotos, Pappband. ●

Herzhaftes für Leib und Seele **Eintöpfe**
(0820-1) Von P. Klein, 48 S., 30 Farbfotos, Pappband. ●

Spezialitäten unter knuspriger Decke
Aufläufe
(0882-1) Von C. Adam, 48 S., 33 Farbfotos, Pappband. ●

In Hülle und Fülle **Pasteten und Terrinen**
(0883-X) Von M. Kirsch, 48 S., 62 Farbfotos, Pappband. ●

Die Krönung der feinen Küche **Saucen**
(0817-1) Von G. Cavestri, 48 S., 40 Farbfotos, Pappband. ●

Schlank und köstlich **Spargel**
(1005-2) Von M. Kirsch, 64 S., 44 Farbfotos, Pappband. ●

Von Aubergine bis Zucchini **Gemüse**
(1061-3) Von H. Cohrs, 64 S., 39 Farbfotos, Pappband. ●

Statt Breakfast und Lunch **Brunch**
(1033-8) Von C. Adam, 64 S., 49 Farbfotos, Pappband. ●

Die schönsten Rezepte für
Frühstück und Brunch
(1063-X) Von K. Kruse-Schorling, 80 S., 8 Farbtafeln, kart. ●

Mit Lust und Liebe
Kochen mit den Meistern
(4445-3) 176 S., 132 Farbfotos, 50 Graffiti, Pappband. ●●●

Zaubern mit der schnellen Welle
Die neue Mikrowellenküche
(4289-2) Von F. Faist, 208 S., 188 Farbfotos, Pappband. ●●●

Schnell auf den Tisch gezaubert
Kochen mit Mikrowellen
(0818-X) Von A. Danner, 64 S., 52 Farbfotos, Pappband. ●

Knusprig braten und backen im
Mikrowellen-Kombigerät
(0996-X) Von T. Peters, 128 S., 108 Farbfotos, kartoniert. ●●

Leicht und vitaminreich
Vegetarische Mikrowellenküche
(0995-X) Von F. Faist, 118 S., 103 Farbfotos, kartoniert. ●●

Schnell und individuell
Mikrowellenküche für Singles
(0997-6) Von A. Görgens, 118 S., 103 Farbfotos, kartoniert. ●●

Vom ersten Versuch zum Menü
Mikrowellenküche leicht gemacht
(0994-1) Von T. Peters, 112 S., 96 Farbfotos, kartoniert. ●●

Zart gedünstet, schonend gegart
Fischgerichte aus der Mikrowellenküche
(1092-3) Von A. Ilies, 96 S., 106 Farbfotos, kartoniert. ●●

Köstliches ganz schnell gezaubert
Aufläufe aus der Mikrowellenküche
(1093-1) Von K. Kruse-Schorling, 96 S., 89 Farbfotos, kartoniert. ●●

Natürlich Kochen im
Mikrowellen-Römertopf
(0947-X) Von F. Faist, 96 S., 8 Farbtafeln, Pappband. ●

Das neue Fritieren
geruchlos, schmackhaft und gesund.
(0365-X) Von P. Kühne, 88 S., 8 Farbtafeln, kart. ●

Goldbraun und knusprig
Fritierte Leckerbissen
(0868-6) Von F. Faist, 64 S., 47 Farbfotos, Pappband. ●

Schnell und gut gekocht
Die tollsten Rezepte für den Schnellkochtopf
(0265-3) Von J. Ley, 96 S., 8 Farbtafeln, kart. ●

Italienische Vorspeisen **Antipasti**
(1006-0) Von S. Reiter-Westphal, 64 S., 47 Farbfotos, Pappband. ●

Schlemmerreise durch die
Italienische Küche
(4172-1) Von V. Pifferi, 160 S., 109 Farbfotos, Pappband. ●●●

Schlemmen wie bei Mamma Maria
Pizzas
(0815-5) Von F. Faist, 64 S., 62 Farbfotos, Pappband. ●

Spaghetti, Tagliatelle + Co.
Pasta all'Italiana
(1004-4) Von I. Seyric, 64 S., 57 Farbfotos, Pappband. ●

Pikantes und Süßes mit französischem Charme **Bistro-Küche**
(4428-3) Von V. Müller, 160 S., 130 Farbfotos, Pappband. ●●●

Schlemmerreise durch die
Französische Küche
(4296-5) Von H. Imhof, 160 S., 147 Farbfotos, 3 s/w-Fotos, Pappband. ●●●

Schlemmerreise durch die
Chinesische Küche
(4184-5) Von K. H. Jen, 160 S., 117 Farbfotos, Pappband. ●●●

Verheißungsvoll fernöstlich
Spezialitäten aus dem Wok
(0933-X) Von K. H. Jen, 64 S., 56 Farbfotos, Pappband. ●

Mit Lust und Liebe **Chinesisch Kochen**
(4441-1) Von Ho Fu-Lung, Uli Franz, 176 S., 189 Farbfotos, 29 Zeichnungen, Pappband. ●●●●

Mehr Freude und Erfolg beim **Grillen**
(4141-1) Von A. Berliner, 160 S., 147 Farbfotos, 10 farbige Zeichnungen, Pappband. ●●●

Köstliches von Rost und Spieß **Grillen**
(0931-3) Von A. Kalcher-Dähn, H. K. Kalcher, 64 S., 43 Farbfotos, Pappband. ●

Rezepte rund um Raclette und Doppeldecker
(0420-6) Von J. W. Hochscheid, 72 S., 8 Farbtafeln, kart. ●

Schlemmen in geselliger Runde
Fleischfondues
(0966-6) Von M. Spötter, 64 S., 62 Farbfotos, Pappband. ●

Fondues und Raclettes
(4253-1) Von F. Faist, 160 S., 125 Farbfotos, Pappband. ●●●

Falken-Verlag GmbH · Postfach 1120   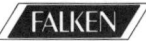   D-6272 Niedernhausen/Ts. · Tel.: 0 61 27/70 20

Schmelzendes Käsevergnügen **Raclette**
(0881-3) Von F. Faist, 48 S., 33 Farbfotos, Pappband. ●

Kulinarischer Feuerzauber **Flambieren**
(4294-9) Von R. Wesseler, 120 S., 100 Farbfotos, Pappband. ●●●

Das köstliche knackige Schlemmervergnügen **Salate**
(4165-9) Von V. Müller, 160 S., 80 Farbfotos, Pappband. ●●

Gartenfrisch genießen
Feine Salate
(4450-X) Von P. Nikolay, 160 S., 122 Farbfotos, Pappband. ●●●

Köstliche Salate
zum Verwöhnen
(0222-X) Von Chr. Schönherr, 96 S., 8 Farbtafeln, 30 Zeichnungen, kartoniert. ●

Frisch und leicht als Hauptgericht
Schlemmersalate
(0934-8) Von C. Adam, 64 S., 49 Farbfotos, Pappband. ●

Köstlich frisch auf den Tisch
Rohkostsalate
(0865-1) Von C. Adam, 48 S., 26 Farbfotos, Pappband. ●

Raffiniert und gesund würzen
Kräuterküche
(0869-4) Von A. Görgens, 48 S., 43 Farbfotos, Pappband. ●

Miekes Kräuter- und Gewürzkochbuch
(0323-4) Von I. Persy, K. Mieke, 88 S., 4 Farbtafeln, kartoniert. ●

Joghurt, Quark, Käse und Butter
Schmackhaftes aus Milch hausgemacht.
(0739-6) Von M. Bustorf-Hirsch, 32 S., 59 Farbabb., Pappband. ●

Gesund und vielseitig **Alles mit Joghurt**
täglich selbstgemacht, mit vielen Rezepten.
(0382-6) Von G. Volz, 64 S., 8 Farbtafeln, kartoniert. ●

Locker, flockig, leicht . . .
Müsli & Co
(0965-8) Von C. Adam, 64 S., 42 Farbfotos, Pappband. ●

Bärenstark und kerngesund
Vollwertkost für Kinder
(0968-2) Von S. Reiter, 64 S., 44 Farbfotos, Pappband. ●

Gesunde Ernährung für mein Kind
(0776-6) Von M. Bustorf-Hirsch, 112 S., 8 Farbtafeln, 5 s/w-Zeichnungen, kart. ●

Das Getreidemühlenkochbuch
(1017-6) Von M. Bustorf-Hirsch, 112 S., 8 Farbtafeln, kartoniert. ●

Meine Vollkornküche
Herzhaftes von echtem Schrot und Korn
(0858-9) Von S. Walz, 96 S., 8 Farbtafeln, kartoniert. ●

Die verlockende Alternative
Süße Vollwertküche
(0936-4) Von A. Roßmeier, 64 S., 50 Farbfotos, Pappband. ●

Die gesunde Art, sich zu verwöhnen
Vollwertküche für Singles
(0937-2) Von A. Görgens, 64 S., 43 Farbfotos, Pappband. ●

Dinkel, Hirse, Roggenkorn . . .
Kerniges aus der Getreideküche
(0932-1) Von S. Frank, 64 S., 49 Farbfotos, Pappband. ●

Die feine Vollwertküche
(4286-8) Von M. Bustorf-Hirsch, 160 S., 83 Farbfotos, Pappband. ●●●

Mit Lust und Liebe . . .
Vollwertküche für Genießer
(4412-4) Von Prof. Dr. C. Leitzmann, H. Million, 256 S., 329 Farbfotos, Pappband. ●●●●

Die feine Vegetarische Küche
(4235-3) Von F. Faist, 160 S., 191 Farbfotos, Pappband. ●●●

Schmackhafte Vollwertkost ohne tierisches Eiweiß
(0993-3) Von M. Bustorf-Hirsch, 96 S., 54 Farbfotos, kartoniert. ●●

Cholesterinarm kochen und genießen
(4442-9) Von R. Unsorg, 168 S., 132 Farbfotos, kartoniert. ●●●

Die aktuelle **Cholesterintabelle**
(1088-5) Von Dr. H. Oberritter, 84 S., 12 zweifarbige Grafiken, kartoniert. ●

Die aktuelle Vitamin- und Mineralstofftabelle
Mit Angaben zu den wichtigsten Vitaminen und Mineralstoffen
(1110-5) Von Dr. H. Oberritter, 88 S., 1 zweifarbige Grafik, kart. ●

Vollwertküche für Diabetiker
Köstlich kochen und backen für die ganze Familie
(4473-9) Von Prof. Dr. C. Leitzmann, Prof. Dr. H. Laube, H. Million, 168 S., 172 Farbfotos, 8 Zeichnungen, Pappband. ●●●●

Kochen und backen für Diabetiker
Gesund und schmackhaft für die ganze Familie
(4467-4) Von Dr. med. M. Toeller, W. Schumacher, A. Groote, Dr. troph. A. Klischan, 176 S., 182 Farbfotos, Pappband. ●●●●

Würzig kochen ohne Salz
(0922-4) Von S. Roediger-Streubel, 160 S., 16 Farbtafeln, kart. ●●

Die Sojaküche
Gesund und abwechslungsreich essen
(0894-5) Von U. Kolster, 80 S., 4 Farbtafeln, kart. ●

Gesund kochen mit Keimen und Sprossen
(0794-9) Von M. Bustorf-Hirsch, 96 S., 4 Farbtafeln, 13 s/w-Zeichnungen, kart. ●

Keime und Sprossen in der Naturküche
(4299-X) Von M. Bustorf-Hirsch, 96 S., 144 Farbfotos, Pappband. ●●

Waffeln
Hörnchen, Pfannkuchen und Crêpes.
(0522-9) Von C. Stephan, 64 S., 8 Farbtafeln, kart. ●

Mehr Freude und Erfolg beim
Brotbacken
(4148-1) Von A. und G. Eckert, 160 S., 177 Farbfotos, Pappband. ●●●

Meine Vollkornbackstube
Brot · Kuchen · Aufläufe. (0616-0) Von R. Raffelt, 96 S., 4 Farbtafeln, 12 Zeichnungen, kartoniert. ●

Die feine Vollkornbackstube
(4474-7) Von M. Bustorf-Hirsch, 160 S., 128 Farbfotos, Pappband. ●●●

Mit Körnern, Zimt und Mandelkern
Vollkorngebäck
(0816-3) Von M. Bustorf-Hirsch, 48 S., 39 Farbfotos, Pappband. ●

Knusprig, kernig, urgesund **Vollkornbrot**
(0938-0) Von S. Reiter, 64 S., 46 Farbfotos, Pappband. ●

Weihnachtsbäckerei
Köstliche Plätzchen, Stollen, Honigkuchen und Festtagstorten.
(0682-9) Von M. Sauerborn, 32 S., 34 Farbfotos, Pappband. ●

Meine Weihnachtsbackstube
(5163-8) Von M. Sauerborn, 32 S., 23 Farbfotos, mit Vorlagebogen in Originalgröße, kart. ●

Süße Verführungen **Desserts**
(0885-6) Von M. Bacher, 64 S., 75 Farbfotos, Pappband. ●

Süße Geheimnisse eiskalt gelüftet
Eis und Sorbets
(0870-8) Von H. W. Liebheit, 48 S., 38 Farbfotos, Pappband. ●

Raffiniertes mit
Eis
Drinks/Desserts/Eissorten
(1029-X) Von F. Hoffmann, 64 S., 74 Farbfotos, Pappband. ●

Zart schmelzende Versuchungen
Schokolade
(0819-8) Von J. Schroer, 48 S., 53 Farbfotos, Pappband. ●

Haltbarmachen in der Öko-Küche
Gesunde Konservierungsmethoden für Obst, Gemüse, Kräuter und Pilze. (0923-2) Von M. Bustorf-Hirsch, 120 S., 92 Farbabb., kart. ●●

Komm, koch und back mit mir
Kunterbuntes Kochvergnügen für Kinder.
(4285-X) Von S. und H. Theilig, illustriert von B. v. Hayek, 112 S., 45 Farbabb., Pappband. ●●

Lirum, larum, Löffelstiel . . .
Kinder kochen mit Knuddel
(1094-X) Von U. Bültjer, 80 S., 27 zweifarbige Zeichnungen, kart. ●

Mit Lust und Liebe **Kalte Platten & Buffets**
Anrichten und Garnieren
(4427-5) Von P. Grotz, 176 S., 228 Farbfotos, Pappband. ●●●

Garnieren und Verzieren
(4236-1) Von R. Biller, 160 S., 329 Farbfotos, 57 Zeichnungen, Pappband. ●●●

Köstlichkeiten für Gäste und Feste
Kalte Platten
(4200-0) Von I. Pfliegner, 160 S., 130 Farbfotos, Pappband. ●●●

Wenn Gäste kommen . . .
Kalte Küche
(1060-5) Von A. Ilies, 64 S., 49 Farbfotos, Pappband. ●

Raffiniert und vielseitig
Toasts und Sandwiches
(1109-1) Von R. und T. Donhauser, 64 S., 52 Farbfotos, Pappband. ●

Fein und raffiniert
Canapés und kleine Köstlichkeiten
(0963-1) Von H. Imhof, 64 S., 53 Farbfotos, Pappband. ●

Festlich kochen und backen
für Advent und Weihnachten
(4443-7) Von A. Guter, 96 S., 66 Farbfotos, 1 s/w-Foto, Pappband. ●●

Der perfekt gedeckte Tisch
(1028-7) Von H. Tapper, 80 S., 161 Farbfotos, 13 Zeichnungen, kartoniert. ●●

Der schön gedeckte Tisch
Vom einfachen Gedeck bis zur Festtafel stimmungsvoll und perfekt arrangiert.
(4246-9) Von H. Tapper, 152 S., 206 Farbfotos, 21 s/w-Abbildungen, Pappband. ●●●

Servietten falten
80 Ideen für schön gedeckte Tische
(1042-7) Von M. Müller, O. Mikolasek, 80 S., 289 Farbfotos, 50 Zeichnungen, kartoniert. ●●

Phantasievolle Tischdekorationen selber machen
(0984-4) Von Y. Thalheim, H. Nadolny, 80 S., 174 Farbfotos, 21 Zeichnungen, kart. ●●

Tischkarten dekorativ gestalten
aus allerlei Material für viele Anlässe
(0946-1) Von H. York, 32 S., 108 Farbfotos, Pappband. ●

Servietten dekorativ falten
Geschmackvolle Anregungen aus Stoff und
Papier. (0804-X) Von H. Tapper, 32 S.,
134 Farbfotos, Pappband. ●

Tee für Genießer
Sorten · Riten · Rezepte
(0356-0) Von M. Nicolin, 64 S., 4 Farbtafeln,
kart. ●

Weine und Säfte, Liköre und Sekt
selbstgemacht.
(0702-7) Von P. Arauner, 232 S., 76 Abb.,
kart. ●●

Fruchtig, spritzig, eisgekühlt
Mixen ohne Alkohol
(0935-6) Von S. Späth, 64 S., 44 Farbfotos,
Pappband. ●

Mit und ohne Alkohol
Longdrinks
(1062-1) Von S. Edelberg, 64 S., 47 Farbfotos, Pappband. ●

Cocktails
(4267-1) Von W. R. Hoffmann, W. Hubert,
U. Lottring, 160 S., 164 Farbfotos, 1 s/w-Foto,
Pappband. ●●●

Cocktails und Mixereien
für häusliche Feste und Feiern. (0075-8) Von
J. Walker, 96 S., 4 Farbtafeln, kart. ●

Die besten Punsche, Grogs und Bowlen
(0575-X) Von F. Dingden, 64 S., 4 Farbt.,
kart. ●

SLIM
Der neue, individuelle Schlankheitsplan.
(4277-9) Von Prof. Dr. E. Menden, W. Aign,
120 S., 440 Farbfotos, Pappband. ●●●

Schlank werden nach Dr. Hay **Trennkost**
Die bewährten Vollwert-Rezepte von Ursula
Summ. (4298-1) Von U. Summ, 96 S., 54
Farbfotos, 1 Zeichnung, kart. ●●

Gesund leben nach Dr. Hay
Cholesterinarme Trennkost
Neue Vollwert-Rezepte von Ursula Summ
(4475-5) Von U. Summ, 96 S., 52 Farbfotos,
kart. ●●

Eßlust statt Diätfrust
Die Pfundskur
(1102-4) Von Prof. Dr. V. Pudel, 144 S.,
8 s/w-Zeichnungen, 4 Vignetten, kartoniert.
●

Schlank nach Maß
mit der Diät-Computerwaage
(1064-8) Von K. Alisch, 104 S., 8 Farbtafeln,
kart. ●

Gesundes Essen für Berufstätige
Die 4-Wochen-Vollwertkur
(1065-6) Von M. Weber, ca. 80 S., 8 Farbtafeln, kart. ●

Hobby und Freizeit

Falken-Handbuch
Zeichnen und Malen
(4167-5) Von B. Bagnall, 336 S., 1154 Farbabb., Pappband. ●●●●●

Punkt, Punkt, Komma, Strich
Zeichenstunde für Kinder
(0564-4) Von H. Witzig, 144 S., über
250 Zeichnungen, kart. ●

Einmal grad und einmal krumm
Zeichenstunde für Kinder
(0599-7) Von H. Witzig, 144 S., 363 Abb.,
kartoniert. ●

Figürliches Zeichnen
leicht gemacht
(1010-9) Von H. Witzig, 112 S., 462 Figuren,
kartoniert. ●

Airbrush
Kreatives Gestalten mit dem Luftpinsel
(1133-4) Von C. M. Mette, 80 S., 145 Farbfotos, 40 Farbzeichnungen, kartoniert. ●●

**Spielend zeichnen lernen mit den
Montagsmalern**
(0974-7) Von G. Lages, Sigi Harreis, 112 S.,
326 s/w-Zeichnungen, kartoniert. ●●

Kalligraphie
Die Kunst des schönen Schreibens
(4263-9) Von C. Hartmann, 120 S., 44 Farb-
vorlagen, 29 s/w-Vorlagen, 2 s/w-Zeich-
nungen, 38 Farbfotos, Pappband. ●●●●

Gestalten mit Schrift
Kalligraphie
(1044-3) Von I. Schade, 80 S., 2 Farb- und
1 s/w Foto, 143 Farbzeichnungen, kartoniert.
●●

Aquarellmalerei leicht gelernt
Materialien · Techniken · Motive.
(0787-6) Von H. Braun, B. Zeidler,
32 S., 38 Farbfotos, 1 Zeichn., Pappband. ●

Hobby Aquarellmalen
Landschaft und Stilleben.
(0876-7) Von I. Schade, A. Brück, 80 S.,
111 Farbabb., kart. ●●

Hobby Ölmalerei
Landschaft und Stilleben.
(0875-9) Von H. Kämper, I. Becker, 80 S.,
93 Farbabb., kart.
●●

Hobby Bauernmalerei
(0436-2) Von S. Ramos und J. Roszak, 80 S.,
116 Farbfotos und 28 Motivvorlagen, kart.
●●

Seidenmalerei in Vollendung
(4414-3) Hrsg. von R. Smend, 160 S., 227
Farbfotos, 36 s/w-Fotos, geprägter Leineneinband mit Schutzumschlag, im Schuber,
DM 98,–, S 784,–, SFr 94,10

Seidenmalerei und Modedesign
Modelle · Techniken · Schnittmuster
(4476-3) Von B. Hansen, 176 S., 140 Farbfotos, 93 Farb-, 68 s/w-Zeichnungen, Pappband. ●●●●

Seidenmalerei als Kunst und Hobby
(4264-7) Von S. Hahn, 136 S., Farbabb.,
1 s/w-Foto, Pappband. ●●●●

Neue zauberhafte Seidenmalerei
Motive und Anregungen aus der Natur.
(0924-0) Von R. Henge, 80 S., 148 Farbfotos,
27 s/w-Zeichnungen, kart. ●

Kunstvolle Seidenmalerei
Mit zauberhaften Ideen zum Nachgestalten
(0783-3) Von I. Demharter, 32 S., 56 Farbfotos, Pappband. ●

Aquarellieren auf Seide
Materialien · Techniken · Motive
(0917-8) Von I. Demharter, 32 S., 41 Farbfotos, Pappband. ●

Seidenmalerei Landschaften
(5153-0) Von D. Kosik, 32 S., 50 Farbfotos,
12 Zeichnungen, mit Vorlagebogen in Originalgröße, kart. ●

Seidenmalerei Kissen
(5151-4) Von I. Demharter, 32 S., 42 Farbfotos, 2 Zeichnungen, mit Vorlagebogen in
Originalgröße, kart. ●

Seidenmalerei Blusen und T-Shirts
(5184-0) Von A. Keller, 32 S., 28 Farbfotos,
12 Zeichnungen, mit Vorlagebogen in Originalgröße, kartoniert. ●

Seidenmalerei Tücher und Schals
(5152-2) Von R. Henge, 32 S., 36 Farbfotos,
1 Zeichnung, mit Vorlagebogen in Originalgröße, kart. ●

Seidenmalerei Taschen und Gürtel
(5194-8) Von S. Tichy-Gibley, 32 S., 30 Farbfotos, 8 Farbzeichnungen, mit Vorlagebogen
in Originalgröße, kartoniert. ●

Seidenmalerei Tiermotive
(5204-0) Von A. Keller, 32 S., 37 Farbfotos,
mit Vorlagebogen in Originalgröße, kart. ●

Serti Designo
Seidenmalerei mit Kreidestiften
(5208-1) Von S. Tichy-Gibley, 32 S., 46 Farbfotos, mit Vorlagebogen in Originalgröße,
kart. ●

Seidenmalerei Lampenschirme
(5154-9) Von I. Walter-Ammon, 32 S., 47
Farbfotos, 1 Zeichnung, mit Vorlagebogen in
Originalgröße, kart. ●

Seidenmalerei Blüten, Blätter, Ranken
(5165-4) Von D. Kosik, 32 S., 35 Farbfotos,
4 Zeichnungen, mit Vorlagebogen in Originalgröße, kart. ●

**Seidenmalerei Schmuckkarten und
Miniaturbilder**
(5166-2) Von I. Walter-Ammon, 32 S., 37
Farbfotos, 2 Zeichnungen, mit Vorlagebogen
in Originalgröße, kart. ●

Seidenmalerei Bilder in Konturentechnik
(5182-4) Von I. Demharter, 32 S., 28 Farbfotos, 2 Zeichnungen, mit Vorlagebogen in
Originalgröße, kart. ●

Seidenmalerei Applikationen
(5224-3) Von J. Bressau, 32 S., 50 Farbfotos,
mit Vorlagebogen in Originalgröße, kartoniert. ●

Falken-Handbuch
Häkeln
ABC der Häkeltechniken und Häkelmuster in
ausführlichen Schritt-für-Schritt-Bildfolgen
(4194-2) Von H. Fuchs, M. Natter, 288 S.,
597 Farbfotos, 476 Farbzeichnungen, Pappband. ●●●●

Das moderne Standardwerk von der Expertin
Perfekt Stricken
Mit Sonderteil Häkeln.
(4250-7) Von H. Jaacks, 256 S., 703 Farb-
fotos, 169 Farb- und 121 s/w-Zeichnungen,
Pappband. ●●●

Hobby Patchwork und Quilten
(0768-3) Von B. Staub-Wachsmuth, 80 S.,
108 Farbabb., 43 Zeichnungen, kart. ●●

Hobby Spitzencollagen
Bezaubernde Motive aus edlem Material
(0847-3) Von H. Westphal, 80 S., 186 Farbfotos, kart. ●●

Marionetten
selbst bauen und führen
(1043-5) Von D. Köhnen, 80 S., 150 Farbfotos, mit Schnittmusterbogen, kartoniert.
●●

Charakterpuppen
aus Cernit und Porzellan selbst gestalten
(1156-3) Von S. Becker, 64 S., 143 Farbfotos,
30 Zeichnungen, 13 Vignetten, mit Schnittmusterbogen, kartoniert. ●●

Puppen zum Liebhaben
(5199-9) Von B. Wehrle, 32 S., 27 Farbfotos,
9 s/w-Zeichnungen, mit Vorlagebogen in
Originalgröße, kartoniert. ●

Teddybären
Sechs beliebte Modelle
(5159-X) Von Y. Thalheim, H. Nadolny, 32 S.,
46 Farbfotos, 9 Zeichnungen, mit Vorlagebogen in Originalgröße, kart. ●

Heißgeliebte Teddybären
Selbermachen · Sammeln · Restaurieren.
(0900-3) Von H. Nadolny, Y. Thalheim, 80 S.,
119 Farbfotos, 23 s/w-Zeichnungen, 14 S.
Schnittmusterbogen, kart. ●●

Neue zauberhafte Salzteig-Ideen
(0719-1) Von I. Kiskalt, 80 S., 324 Farbfotos,
12 Zeichnungen, Schablonen, kart. ●●

Salzteig kinderleicht
(0973-9) Von I. Kiskalt, 80 S., 224 Farbfotos,
8 Zeichnungen, kart. ●●

Kreatives Gestalten mit Ton
Töpfern ohne Scheibe – Aufbaukeramik
(0896-1) Von A. Riedinger, 80 S., 207 Farbfotos, 16 Zeichnungen, 7 Vignetten, kart. ●●

Kreatives Gestalten mit Ton
Töpfern auf der Scheibe
(0971-2) Von A. Riedinger, 80 S., 28 Farb-
und 3 s/w-Zeichnungen, 178 Farbfotos,
kartoniert. ●●

Edles Porzellan
(4437-2) Von M. Lutze, Prof. E. Lessing,
160 S., 175 Farbfotos, Leineneinband, mit
Schutzumschlag, im Schuber ●●●●●

Hobby Glaskunst in Tiffany-Technik
(0781-7) Von N. Köppel, 80 S., 194 Farbfotos, 6 s/w-Abb., kart. ●●

Tiffany-Lampen selbermachen
Arbeitsanleitung · Materialien · Modelle
(0684-5) Von I. Spliethoff, 32 S., 60 Farbfotos, 19 Zeichnungen, Pappband. ●

Fensterbilder in Tiffany-Technik
(5168-9) Von P. Matz, 32 S., 43 Farbfotos,
mit Vorlagebogen in Originalgröße, kart. ●

Tiffany-Technik
und andere kunstvolle Arbeiten in Glas
(0972-0) Von D. Köhnen, 80 S., 176 Farbfotos, 5 s/w-Zeichnungen, kart. ●●

Tiffany-Gürtelschnallen
(5160-3) Von G. G. Scheib, R. Grella, 32 S.,
52 Farbfotos, 1 Zeichnung, mit Vorlagebogen
in Originalgröße, kart. ●

Modeschmuck mit Federn und Straß
(5167-0) Von J. Niemeier, 32 S., 41 Farbfotos, mit Vorlagebogen in Originalgröße,
kart. ●

Modeschmuck selbst modellieren
(5196-4) Von K. Eichler, 32 S., 51 Farbfotos,
mit Vorlagebogen in Originalgröße, kartoniert. ●

Modeschmuck in vielen Variationen
(5180-8) Von A. Hahn, 32 S., 39 Farbfotos,
3 Zeichnungen, mit Vorlagebogen in Originalgröße, kartoniert. ●

Effekt-Color
Phantasievolle Schmuck- und Deko-Ideen
(5207-3) Von A. Hahn, 32 S., 55 Farbfotos,
mit Vorlagebogen in Originalgröße, kart. ●

Rocailles
Perlenschmuck
(5209-X) Von L. und E. Weiler, 32 S., 45
Farbfotos, 2 Zeichnungen, mit Vorlagebogen
in Originalgröße, kart. ●

Perlenschmuck
(5221-9) Von H. Büderer, 32 S., 50 Farbfotos, mit Vorlagebogen in Originalgröße,
kartoniert. ●

Exklusiver Modeschmuck
aus dem eigenen Atelier
(0925-9) Von J. Niemeier, J. Klein, 80 S.,
141 Farbfotos, 25 Zeichnungen, kart. ●●

Masken
phantasievoll dekorieren
(5155-7) Von Chr. Familler, 32 S., 48 Farbfotos, mit Vorlagebogen in Originalgröße,
kart. ●

Schwingtiere aus Holz gestalten
(5222-7) Von der Arbeitsgem. Werken, 32 S.,
50 Farbfotos, mit Vorlagebogen in Originalgröße, kartoniert. ●

Hobby Drachen
bauen und steigen lassen. (0767-1) Von
W. Schimmelpfennig, 80 S., 1 dreiseitige
Ausklapptafel, 55 Farbfotos, 139 Zeichnungen, kart. ●●

Lenkdrachen
bauen und fliegen
(1011-7) Von W. Schimmelpfennig, 64 S.,
51 Farbfotos und 126 Zeichnungen, kartoniert. ●●

Drachen
Einfache Modelle für Kinder
(5156-5) Von W. Schimmelpfennig, 32 S.,
11 Farbfotos, 31 Zeichnungen, mit Vorlagebogen, kart. ●

Das große farbige
Bastelbuch für Kinder
(4254-X) Von U. Barff, I. Burkhardt, J. Maier,
224 S., 157 Farbfotos, 430 Farb- und 60 s/w-
Zeichnungen, mit Schnittmusterbogen, Pappband. ●●●

Hobby Origami
Papierfalten für groß und klein
(0756-6) Von Z. Aytüre-Scheele, 80 S.,
820 Farbfotos, kart. ●●

Neue zauberhafte Origami-Ideen
Papierfalten für groß und klein
(0805-8) Von Z. Aytüre-Scheele, 80 S.,
720 Farbfotos, kart. ●●

Zauberwelt Origami
Tierfiguren aus Papier
(1045-1) Von Z. Aytüre-Scheele, 80 S., 660
Farbfotos, kartoniert. ●●

Pergamano
Pergamentpapier filigran gestalten
(5202-2) Von J. Allmann, 32 S., 51 Farbfotos,
5 Zeichnungen, mit Vorlagebogen in Originalgröße, kart. ●

Heut basteln wir mit Pappe und Papier
(4413-5) Von U. Barff, J. Maier, 224 S.,
117 Farbfotos, 480 Farbzeichn., 25 s/w-Abb.,
mit Schnittmusterbogen, Pappband. ●●●

Das große farbige Bastel- und Werkbuch
(4439-9) Von D. Rex, 256 S., 999 Farbfotos,
33 Farbzeichnungen, Pappband. ●●●●

Mein liebstes Spiel- und Bastelbuch
Die Welt der Dinosaurier
Tiere und Landschaften zum Selbermachen
Ausbrechen, aufstellen, spielen
(4478-X) Von B. Burkart, 8 Blatt mit heraus-
lösbaren Motiven, 280-g-Karton mit Stanzung, 8 S. Bastelanleitung und Sachinforma-
tion. ●●

Mein liebstes Spiel- und Bastelbuch
Leben auf dem Bauernhof
Tiere und Landschaften zum Selbermachen
Ausbrechen, aufstellen, spielen
(4479-8) Von K. Lausche, 8 Blatt mit heraus-
lösbaren Motiven, 280-g-Karton mit Stanzung, 8 S. Bastelanleitung und Sachinforma-
tion. ●●

Schritt für Schritt zum Scherenschnitt
Materialien · Techniken · Gestaltungsvorschläge. (0732-9) Von H. Klingmüller, 32 S.,
38 Farbfotos, 34 Vorlagen, Pappband. ●

Fensterbilder in Scherenschnitt
(5169-7) Von A. Hahn, 32 S., 52 Farbfotos,
3 s/w-Fotos, mit Vorlagebogen in Originalgröße, kart. ●

**Fensterbilder
Meine Lieblingstiere**
(5197-2) Von Y. Thalheim, H. Nadolny, 32 S.,
38 Farbfotos, mit Vorlagebogen in Originalgröße, kartoniert. ●

Fensterbilder Lustige Tiere
(5210-3) Von F. Michalski, 32 S., 47 Farbfotos, mit Vorlagebogen in Originalgröße,
kart. ●

Die schönsten Fensterbilder
(1066-X) Von C. Kimmerle, 64 S., 100 Farbfotos, 7 Zeichnungen, kartoniert. ●●

Perfekte Fensterbilder
(4470-4) Von S. Haenitsch-Weiß, A. Weiß,
8 vierfarbige Bogen 280-g-Karton mit Stanzung + 16 S. zweifarbige Ein/Anleitung. ●●

Märchenhafte Fensterbilder
(5185-9) Von J. Maier, 32 S., 37 Farbfotos,
mit Vorlagebogen in Originalgröße, kart. ●

Fensterbilder Blumen und Tiere
(5186-7) Von M. Twachtmann, 32 S.,
41 Farbfotos, 3 Zeichnungen, mit Vorlagebogen in Originalgröße, kartoniert. ●

Papierflieger
(5157-3) Von T. Gött, 32 S., 73 Farbfotos,
19 Zeichnungen, mit Vorlagebogen in Originalgröße, kart. ●

Laternen und Lampions
(5206-5) Von C. Hüfner, 32 S., 60 Farbfotos,
mit Vorlagebogen in Originalgröße, kart. ●

Mobiles aus Papier
(5183-2) Von J. Maier, 32 S., 17 Farbfotos,
35 Farbzeichnungen, mit Vorlagebogen in
Originalgröße, kartoniert. ●

Schachteln basteln und dekorieren
(5170-0) Von Chr. Adjano, 32 S., 55 Farbfotos, mit Vorlagebogen in Originalgröße,
kart. ●

Die große Schachtelparade
(4438-0) Von Present Team, 16 vierfarbige
Bogen 250-g-Karton mit Schachtelstanzung
mit 4 S. Einleitung. ●●●

Deco Art
Die Kunst, Geschenke zu verpacken
(0949-6) Von B. Niermann, 80 S., 78 Farbfotos, 191 Zeichnungen, kart. ●●

Geschenke wunderschön verpacken
(1113-X) Von P. Jansen, 80 S., 79 Farbfotos,
166 Farbzeichnungen, kart. ●●

**Geldgeschenke · Gutscheine ·
Geschenkanhänger**
originell gestalten und verpacken
(1115-6) Von S. Haenitsch-Weiß, A. Weiß,
80 S., 176 Farbfotos, kart. ●●

Geschenke verpacken für Kinderfeste
(5195-6) Von C. Netolitzky, 32 S., 43 Farbfotos, mit Vorlagebogen in Originalgröße,
kartoniert. ●

**Bunte Dekorationen für den
Kindergeburtstag**
Mit Spielanleitung zum Fest der Tiere
(4471-2) Von S. Haenitsch-Weiß, A. Weiß, 8
vierfarbige Bogen 280-g-Karton mit Stanzung + 16 S. zweifarbige Ein/Anleitung. ●●

Originelles Ambiente für Gäste
Festdekorationen
(1049-4) Von B. Niermann, 80 S., 125 Farbfotos, 59 Farbzeichn., kartoniert. ●●

Dekorative Schleifen
aus Bändern und Papier
(5205-7) Von M. Schorege, 32 S., 28 Farbfotos, 31 Farbzeichnungen, mit Vorlagebogen in Originalgröße, kart. ●●

Dekorieren und Arrangieren mit
Seidenblumen
(5200-6) Von M. L. Spang, 32 S., 37 Farbfotos, 14 Farbzeichnungen, mit Vorlagebogen in Originalgröße, kartoniert. ●

Glückwunschkarten
(5179-4) Von A. Kolb, B. Michel, 32 S.,
54 Farbfotos, mit Vorlagebogen in Originalgröße, kartoniert. ●

Schmuck- und Glückwunschkarten
Papierarchitektur · Collagen · Faltschnittkarten
(1114-8) Von C. Sanladerer, 64 S., 55 Farbfotos, 31 Zeichnungen, kart. ●

Altes Brauchtum neu entdeckt
Schmuck-Eier
Kunstvoll gestalten und verzieren.
(0919-4) Von I. Kiskalt, 32 S., 45 Farbfotos,
3 s/w-Zeichnungen, Pappband. ●

Ostereier originell dekorieren
(5219-7) Von W. Velte, 32 S., 44 Farbfotos,
mit Vorlagebogen in Originalgröße, kartoniert. ●

Dekorationen für Ostern
(5198-0) Von Y. Thalheim, H. Nadolny, 32 S.,
48 Farbfotos, mit Vorlagebogen in Originalgröße, kartoniert. ●

Basteln für Ostern
(5164-6) Von Chr. Adjano, 32 S., 47 Farbfotos, mit Vorlagebogen in Originalgröße,
kartoniert. ●

Tischdekorationen für Ostern
(5220-0) Von Chr. Adjano, 32 S., 49 Farbfotos, mit Vorlagebogen in Originalgröße,
kartoniert. ●

Weihnachtsgeschenke schön verpacken
Schachteln · Dekorationen · Geschenkpapiere
(**4469**-0) Von Present Team, 10 vierfarbige
Bogen 250-g-Karton mit Stanzung, 4 Bogen
Geschenkpapier + 4 S. Einleitung. ●●●

**Basteln und dekorieren für
Advent und Weihnachten**
(**4446**-1) Von G. Teusen, C. Netolitzky, 176 S.,
285 Farbfotos, mit Bastelvorlagebogen,
Pappband. ●●●

Basteln für Weihnachten
(**5162**-X) Von Chr. Adjano, 32 S., 44 Farbfotos, mit Vorlagebogen in Originalgröße,
kartoniert. ●

**Fensterdekorationen für die
Weihnachtszeit**
(**5181**-6) Von Y. Thalheim, H. Nadolny, 32 S.,
33 Farbfotos, mit Vorlagebogen in Originalgröße, kartoniert. ●

**Fensterbilder für Advent und
Weihnachten**
(**5211**-1) Von M. Schorege, 32 S., 24 Farbfotos, 15 Zeichnungen, mit Vorlagebogen in
Originalgröße, kartoniert. ●

**Adventskränze und weihnachtliche
Gestecke**
(**5203**-0) Von Y. Thalheim, H. Nadolny, 32 S.,
43 Farbfotos, mit Vorlagebogen in Originalgröße, kartoniert. ●

Adventskalender
(**5178**-6) Von Y. Thalheim, H. Nadolny, 32 S.,
35 Farbfotos, mit Vorlagebogen in Originalgröße, kartoniert. ●

Weihnachtsbasteleien
Advents- und Weihnachtsschmuck für groß
und klein
(**0667**-5) Von M. Kühnle und S. Beck, 32 S.,
56 Farbfotos, 4 Zeichnungen, Pappband. ●

Trockenblumenideen
Gewürzsträuße, Gestecke, Kränze, Buketts
(**0643**-8) Von R. Strobel-Schulze, 88 S.,
170 Farbfotos, kartoniert. ●●

Neue zauberhafte Trockenblumen-Ideen
(**0821**-X) Von R. Strobel-Schulze, 80 S.,
163 Farbfotos, kart. ●●

Phantasievolles Schminken
Verzauberte Gesichter für Maskeraden,
Laienspiele und Kinderfeste
(**0907**-X) Hrsg.: H. u. Y. Nadolny, 64 S., 227
Farbfotos, kartoniert. ●●

Schminken für Kinder
(**5177**-8) Von Y. Thalheim, H. Nadolny, 32 S.,
68 Farbfotos, mit Vorlagebogen in Originalgröße, kartoniert. ●

Moderne Fotopraxis
(**4401**-1) Von G. Koshofer, Prof. H. Wedewardt, 224 S., 363 Farbfotos, 106 s/w-Fotos,
5 Farb- und 24 s/w-Zeichnungen, Pappband.
●●●

Mach dir ein Bild
Praxistips für Foto, Film und Video
(**4410**-0) Von G. Staab, 208 S., 202 Farbfotos, 175 s/w-Fotos, 1 Zeichnung, Pappband.
●●●

So macht man bessere Fotos
(**1158**-X) Von G. Koshofer, 144 S., 259 Farbfotos, 25 s/w-Fotos, kartoniert. ●●

Aktfotografie
Interpretationen zu einem unerschöpflichen
Thema. Gestaltung · Technik · Spezialeffekte.
(**0737**-X) Von H. Wedewardt, 88 S., 144
Farb- und 6 s/w-Fotos, 6 Zeichnungen, kart.
●●

Videografieren
Filmen mit Video 8. Technik – Bildgestaltung
– Schnitt – Vertonung.
(**0843**-0) Von M. Wild, K. Möller, 120 S., 101
Farbfotos, 22 s/w-Fotos, 52 Zeichnungen,
kart. ●●●

Videografieren perfekt
Profitricks für Aufnahmetechnik und
Nachbearbeitung
(**0969**-0) Von W. Schild, 120 S., 144 Farbabb., 5 s/w-Zeichnungen, kart. ●●●

Do it yourself und Technik

Do it yourself
Kleinmöbel aus Holz
(**0905**-4) Von O. Maier, 128 S., 210 Farbfotos, 80 Zeichnungen, kart. ●●

Do it yourself
Sanitärinstallationen
(**1118**-0) Von W. Kawlath, 96 S., 214 Farbabbildungen, kartoniert. ●●

Do it yourself
Metall bearbeiten
(**1119**-9) Von O. Maier, 96 S., 230 Farbfotos,
6 s/w-Zeichnungen, kartoniert. ●●

Do it yourself
Elektroarbeiten
(**0975**-5) Von K. H. Schubert, 120 S., 193
Farbfotos, 40 Zeichnungen, kartoniert. ●●

Do it yourself
Fahrrad-Reparaturen
(**0796**-5) Von R. van der Plas, 112 S., 140
Farbfotos, 113 farbige Zeichnungen, kartoniert. ●●

Möbel
aufarbeiten, reparieren, pflegen
(**0386**-2) Von E. Schnaus-Lorey, 96 S.,
28 Fotos, 101 Zeichnungen, kartoniert. ●

Restaurieren von Möbeln
Stilkunde, Materialien, Techniken, Arbeits-
anleitungen in Bildfolgen.
(**4120**-9) Von E. Schnaus-Lorey, 152 S., 37
Farbfotos, 75 s/w-Fotos, 352 Zeichnungen,
Pappband. ●●●●

FALKEN-Heimwerker-Praxis
Mofa- und Moped-Reparaturen
(**1008**-7) Von T. Kohlmey, 128 S., 280 Farb-
abbildg. und Zeichnungen, kartoniert. ●●

Elektronik als Hobby
Von der Grundlagenschaltung zum integrier-
ten Schaltkreis
Mit 8 wichtigen Universalplatinen
(**4293**-0) Von W. Priesterath, 264 S., 80 s/w-
Fotos, 128 Zeichnungen, Pappband. ●●●

Anlagenbau in Modultechnik
für Modelleisenbahnen und Dioramen.
(**0845**-7) Von J. Thal, 104 S., 68 Farbfotos,
28 Zeichnungen, kartoniert. ●●●

Kleine Welt auf Rädern
Das faszinierende Spiel mit Modelleisen-
bahnen (**4175**-6) Von F. Eisen, 256 S., 72
Farb- und 180 s/w-Fotos, 25 Zeichnungen,
Pappband. ●●●

Die Super-Sportwagen der Welt
(**4423**-2) Von H. G. Isenberg, 194 S.,
184 Farbfotos, 4 farbige Ausklapptafeln,
32 s/w-Fotos, Pappband. ●●●●

Die Super-Oldtimer der Welt
(**4465**-8) Von H. G. Isenberg, 194 S.,
161 Farb- und 36 s/w-Fotos, 4 Ausklapptafeln, Pappband. ●●●●

Die Super-Trucks der Welt
(**4257**-4) Von H. G. Isenberg, 194 S.,
205 Farbfotos, 87 s/w-Fotos, 7 Farbzeichnungen, 4 farb. Ausklapptafeln, Pappband.
●●●●

Die Super-Motorräder der Welt
(**4193**-4) Von H. G. Isenberg, 192 S., 170
Farb- und 100 s/w-Fotos, 8 Zeichnungen,
Pappband. ●●●●

Die Super-Eisenbahnen der Welt
(**4287**-6) Von W. Kosak, H. G. Isenberg, 224
S., 269 Farbfotos, 79 s/w-Fotos, 8 Vignetten,
5 farb. Ausklapptafeln, Pappband. ●●●●

Die Super-Dampfloks der Welt
(**4480**-1) Von H. Faust, H. G. Isenberg, 194 S.,
193 Farbfotos, mit vier Ausklapptafeln,
Pappband. ●●●●

Plastikmodellbau
Autos, Schiffe, Flugzeuge in vollendeter
Technik.
(**1116**-4) Von W. Kawlath, 96 S., 272 Farbabbildungen, kartoniert. ●●

Sport und Fitneß

Neue Lehrmethoden der Judo-Praxis
(**0424**-9) Von P. Herrmann, 223 S., 475 Abb.,
kartoniert. ●●

Fit mit Judo
(**2319**-7) Von K. Fuchs, 112 S., 193 Farbfotos,
kartoniert. ●●

Fußwürfe
für Judo, Karate und Selbstverteidigung.
(**0439**-7) Von H. Nishioka, übers. von H. J.
Heese, 96 S., 260 Abb., kart. ●●

Modernes Karate
Das große Standardwerk mit 2279 Abbildungen.
(**4280**-9) Von T. Okazaki, Dr. med. M. V.
Stricevic, übers. von M. Pabst, 376 S., 2279
s/w-Abb., Pappband. ●●●●

Nakayamas Karate perfekt 1
Einführung.
(**0487**-7) Von M. Nakayama, 136 S., 605
s/w-Fotos, kart. ●●

Nakayamas Karate perfekt 2
Grundtechniken.
(**0512**-1) Von M. Nakayama, 136 S., 354
s/w-Fotos, 53 Zeichnungen, kart. ●●

Nakayamas Karate perfekt 3
Kumite 1: Kampfübungen.
(**0538**-5) Von M. Nakayama, 128 S., 424
s/w-Fotos, kart. ●●

Nakayamas Karate perfekt 4
Kumite 2: Kampfübungen.
(**0547**-4) Von M. Nakayama, 128 S., 394
s/w-Fotos, kart. ●●

Nakayamas Karate perfekt 5
Kata 1: Heian, Tekki.
(**0571**-7) Von M. Nakayama, 144 S., 1229
s/w-Fotos, kart. ●●

Nakayamas Karate perfekt 6
Kata 2: Bassai-Dai, Kanku-Dai.
(**0600**-4) Von M. Nakayama, 144 S., 1300
s/w-Fotos, 107 Zeichnungen, kart. ●●

Nakayamas Karate perfekt 7
Kata 3: Jitte, Hangetsu, Empi.
(**0618**-7) Von M. Nakayama, 144 S., 1988
s/w-Fotos, 105 Zeichnungen, kart. ●●

Nakayamas Karate perfekt 8
Gankaku, Jion. (**0650**-0) Von M. Nakayama,
144 S., 1174 s/w-Fotos, 99 Zeichnungen,
kart. ●●

Fit mit Karate
(**2308**-1) Von A. Pflüger, 96 S., 134 Farbfotos, 4 s/w-Zeichnungen, kart. ●●

25 Shotokan-Katas
Auf einen Blick: Karate-Katas für Prüfungen
und Wettkämpfe.
(**0859**-7) Von A. Pflüger, 88 S., 185 s/w-Abb.,
24 ganzseitige Tafeln mit über 1.600 Einzel-
schritten, kart. ●●

Bo-Karate
Habo-Jitsu – die Techniken des Stock-
kampfes.
(**0447**-8) Von G. Stiebler, 176 S., 424 s/w-
Fotos, 38 Zeichnungen, kart. ●●

Karate 1
Einführung · Grundtechniken.
(**0227**-0) Von A. Pflüger, 144 S., 195 s/w-Fotos, 120 Zeichnungen, kart. ●

Karate 2
Kombinationstechniken · Katas.
(**0239**-4) Von A. Pflüger, 176 S., 452 s/w-Fotos und Zeichnungen, kart. ●

Karate Kata 1
Heian 1–5, Tekki 1, Bassai Dai.
(**0683**-7) Von W.-D. Wichmann, 164 S., 703 s/w-Fotos, kart. ●●

Karate Kata 2
Jion, Empi, Kanku-Dai, Hangetsu.
(**0723**-X) Von W.-D. Wichmann, 140 S., 661 s/w-Fotos, 4 Zeichnungen, kart. ●●

Karate Kata 3
Bassai Sho, Kanku Sho, Nijushiho, Sochin
(**1120**-2) Von W.-D. Wichmann, 144 S., 598 s/w-Fotos, 4 Grafiken, kart. ●●

Der König des Kung Fu
Bruce Lee
Sein Leben und Kampf
Von seiner Frau Linda
(**0392**-7) Von Linda Lee, 136 S., 104 s/w-Fotos, kartoniert. ●●

Bruce Lees Kampfstil 1
Grundtechniken.
(**0473**-7) Von B. Lee, M. Uyehara, 109 S., 220 Abb., kart. ●

Bruce Lees Kampfstil 2
Selbstverteidigungs-Techniken.
(**0486**-9) Von B. Lee, M. Uyehara, 128 S., 310 Abb., kart. ●

Bruce Lees Kampfstil 3
Trainingslehre.
(**0503**-2) Von B. Lee, M. Uyehara, 112 S., 246 Abb., kart. ●

Bruce Lees Kampfstil 4
Kampftechniken.
(**0523**-7) Von B. Lee, M. Uyehara, 104 S., 211 Abb., kart. ●

Kung-Fu 1
Legende · Philosophie · Grundtechniken
(**0891**-0) Von Chr. Yim, 152 S., 401 s/w-Fotos, 2 s/w-Zeichnungen, kart. ●●

Kung-Fu und Tai-Chi
Grundlagen und Bewegungsabläufe
(**0367**-6) Von B. Tegner, 182 S., 370 s/w-Fotos, kart. ●●

Kung Fu
Theorie und Praxis klassischer und moderner Stile
(**0376**-5) Von M. Pabst, 160 S., 330 Abbildungen, kartoniert. ●●

Bruce Lees Jeet Kune Do
(**0440**-0) Von B. Lee, 192 S., mit 105 eigenhändigen Zeichnungen von B. Lee, kart. ●●

Shaolin-Kempo – Kung-Fu
Chinesisches Karate im Drachenstil.
(**0395**-1) Von R. Czerni, K. Konrad, 246 S., 723 Abb., kart. ●●

Kickboxen
Fitneßtraining und Wettkampfsport.
(**0795**-7) Von G. Lemmens, 96 S., 208 s/w-Fotos, 23 Zeichnungen, kart. ●

Ninja 1
Die Lehre der Schattenkämpfer.
(**0758**-2) Von S. K. Hayes, übers. von J. Schmit, 144 S., 137 s/w-Fotos, kart. ●●

Ninja 2
Die Wege zum Shoshin.
(**0763**-9) Von S. K. Hayes, übers. von J. Schmit, 160 S., 309 s/w-Fotos, 2 Zeichnungen, kart. ●●

Ninja 3
Der Pfad des Togakure-Kämpfers.
(**0764**-7) Von S. K. Hayes, übers. von J. Schmit, 144 S., 197 s/w-Fotos, 2 Zeichnungen, kart. ●●

Ninja 4
Das Vermächtnis der Schattenkämpfer.
(**0807**-4) Von S. K. Hayes, übers. von J. Schmit, 196 S., 466 s/w-Fotos, kart. ●●

Taekwondo perfekt 1
Die Formenschule bis zum Blaugurt.
(**0890**-2) Von K. Gil, Kim Chul-Hwan, 176 S., 439 s/w-Fotos, 107 Zeichnungen, kart. ●●

Taekwondo perfekt 2
Die Formenschule vom Blau- bis zum Schwarzgurt
(**0976**-3) Von K. Gil, K. Chul-Hwan, 192 S., 461 s/w-Fotos, 112 Zeichnungen, kart. ●●

Taekwondo perfekt 3
(**1068**-0) Von K. Gil, K. Chul-Hwan, 200 S., 429 s/w-Fotos, kartoniert. ●●

Taekwondo
Koreanischer Kampfsport
(**0347**-1) Von K. Gil, 152 S., 408 Abbildungen, kartoniert. ●●

Ju-Jutsu als Wettkampf
(**0826**-0) Von G. Kulot, 168 S., 418 s/w-Fotos, 2 Zeichnungen, kart. ●●

Ju-Jutsu 1
Grundtechniken · Moderne Selbstverteidigung.
(**0276**-9) Von W. Heim, F. J. Gresch, 164 S., 450 s/w-Fotos, 8 Zeichn., kart. ●

Ju-Jutsu 2
für Fortgeschrittene und Meister.
(**0378**-1) Von W. Heim, F. J. Gresch, 160 S., 798 s/w-Fotos, kart. ●●

Ju-Jutsu 3
Spezial-, Gegen- und Weiterführungs-Techniken · Stockkampfkunst.
(**0485**-0) Von W. Heim, F. J. Gresch, 200 S., über 600 s/w-Fotos, kart. ●●

Aikido
Lehren und Techniken des harmonischen Weges.
(**0537**-7) Von R. Brand, 280 S., 697 Abb., kart. ●●

Hap Ki Do
Koreanische Selbstverteidigung nach dem Lehrsystem des Großmeisters.
(**0379**-X) Von Kim Sou Bong, 112 S., 152 Abb., kart. ●●

Dynamische Tritte
Grundlagen für den Zweikampf. (**0438**-9) Von C. Lee, 96 S., 398 s/w-Fotos, 10 Zeichnungen, kart. ●●

Selbstverteidigung
Abwehrtechniken für Sie und Ihn.
(**0853**-8) Von E. Deser, 96 S., 259 s/w-Fotos, kart. ●

Die Faszination athletischer Körper
Bodybuilding
mit Weltmeister Ralf Möller.
(**4281**-7) Von R. Möller, 128 S., 169 Farbfotos, 14 s/w-Fotos, 1 Farbzeichnung, Pappband. ●●●●

Ladyfitneß
Das neue Körperbewußtsein der Frau
Bodyshaping · Körperpflege · Ernährung · Entspannung
(**4433**-X) Von Prof. Dr. S. Starischka, B. Grabis, D. von Cramm, G. W. Kienitz, 128 S., 227 Farbfotos, Pappband. ●●●

Bodybuilding für Frauen
Wege zu Ihrer Idealfigur
(**0661**-6) Von H. Schulz, 112 S., 84 s/w-Fotos, 4 Zeichnungen, kart. ●

Fit mit Bodybuilding
(**2314**-9) Von L. Spitz, 112 S., 203 Farbabbildungen, 10 Tabellen. ●●

Bodybuilding
Anleitung zum Muskel- und Konditionstraining für sie und ihn
(**0604**-7) Von R. Smolana, 160 S., 171 s/w-Fotos, kartoniert. ●●

Leistungsfähiger durch Krafttraining
Eine Anleitung für Fitness-Sportler, Trainer und Athleten.
(**0617**-9) Von W. Kieser, 96 S., 20 s/w-Fotos. 62 Zeichnungen, kart. ●

Hanteltraining zu Hause
(**0800**-7) Von W. Kieser, 80 S., 71 s/w-Fotos, 4 Zeichnungen, kartoniert. ●

Fit und gesund
Fitneßtraining und Bodybuilding zu Hause.
Trainingsprogramme für Ihr Wohlbefinden.
(**0782**-5) Von Prof. Dr. S. Starischka, 80 S., 100 Farbfotos, 3 Zeichnungen, kart. ●●

Optimale Ernährung
für Krafttraining und Bodybuilding.
(**0912**-7) Von B. Dahmen, 88 S., 8 Farbtafeln, 8 Zeichnungen, kart. ●

Fit mit Bio-Training
für Kraft, Ausdauer und Schnelligkeit.
(**2310**-3) Von L. Spitz, 112 S., 197 Farbfotos, 11 Farb- und 4 s/w-Zeichnungen, kart. ●●

Gesund und fit durch **Konditionstraining und Wirbelsäulengymnastik**
(**0844**-9) Von R. Milser und K. Grafe, 104 S., 99 Farbfotos, 12 Farbzeichnungen, 5 s/w-Zeichnungen, kart. ●●

Fit mit Tai Chi
als sanfte Körpererfahrung
(**2305**-7) Von B. u. K. Moegling, 112 S., 121 Farbfotos, 6 Farb-u. 4 s/w-Zeichnungen, kart. ●●

Isometrisches Training
Übungen für Muskelkraft und Entspannung.
(**0529**-6) Von L. M. Kirsch, 104 S., 150 s/w-Fotos, kart. ●●

Stretching
Mit Dehnungsgymnastik zu Entspannung, Geschmeidigkeit und Wohlbefinden.
(**0717**-5) Von H. Schulz, 80 S., 90 s/w-Fotos, kart. ●

Fit mit Stretching
(**2304**-9) Von B. Kurz, 96 S., 255 Farbfotos, kart. ●●

Gesund und fit durch Gymnastik
(**0366**-8) Von H. Pilss-Samek, 88 S., 130 Abb., kart. ●

Fit und frisch
Gymnastik für die ganze Familie
(**6501**-9) Von G. Sieber, 104 S., 306 Farbfotos, 5 Farbzeichnungen, kart., mit Audiokassette, Laufzeit 30 Min. ●●●

Fit mit Laufen
(**2315**-4) Von W. Sonntag, 96 S., 60 Farbfotos, 8 Farbzeichnungen, kart. ●●

Spaß am Laufen
Jogging für die Gesundheit
(**0470**-2) Von W. Sonntag, 140 S., 41 s/w-Fotos, 1 Zeichnung, kartoniert. ●

ZDF Sportjahrbuch 90
Rekorde · Siege · Schicksale · Ergebnisse
Die Höhepunkte der Fußball-WM
(**4481**-X) Hrsg. von Bernd Heller, 208 S., 245 Farbfotos und Tabellen, kart. ●●●

Skateboard
Material · Technik · Fahrpraxis
(**1104**-0) Von F. Böhm, M. Rieger, 96 S., 321 Farbabbildungen, kartoniert. ●●●

Fit mit Sportschießen
(**2312**-X) Von H. Gabelmann, 96 S., 44 Farbabbildungen, 3 s/w-Fotos, 19 s/w-Zeichnungen, kart. ●●

Fechten
Florett · Degen · Säbel.
(**0449**-4) Von E. Beck, 88 S., 185 Fotos, 10 Zeichnungen, kart. ●●

Fit mit Sportabzeichen
(**2307**-3) Von G. Hennige, 104 S., 107 Farbfotos, kart. ●●

Volleyball
Technik · Taktik · Regeln.
(0351-X) Von H. Huhle. 104 S., 330 Abb.,
kart. ●

Fit mit Volleyball
(2302-2) Von Dr. A. Scherer, 104 S., 27 Farb-
und 1 s/w-Foto, 12 Farb- und 29 s/w-Zeich-
nungen, kart. ●●

Fit mit Fußball
(2309-X) Von H. Obermann, P. Walz, 112 S.,
47 Farbfotos, 18 Farb- und 25 s/w-Zeich-
nungen, kart. ●●

Sepp Maier
Super-Torwart-Training
(4451-8) Von S. Maier, 168 S., 30 Farb- und
34 s/w-Fotos, 236 zweifarbige Zeichnungen,
Pappband. ●●●

Fußball-Jahrbuch 90
Mit großem Sonderteil Fußball-WM
(4489-5) Hrsg. von H. Faßbender, 208 S.,
310 Farbfotos und Tabellen, kart. ●●●

SportRegeln Fußball
Die offiziellen Regeln
Wissenswertes von A bis Z
(1096-6) 104 S., 36 s/w-Fotos, 27 Zeichnungen, kart. ●

Handball
Technik · Taktik · Regeln.
(0426-5) Von F. und P. Hattig, 128 S., 91 s/w-
Fotos, 121 Zeichnungen, kart. ●●

Handball
Grundlagen für Training und Spiel
(2321-9) Von H.-P. Oppermann, 120 S.,
39 Farbtafeln, 12 s/w-Fotos, 108 Farbzeichnungen, kartoniert. ●●

SportRegeln Handball
Die offiziellen Regeln
Wissenswertes von A bis Z
(1099-6) 88 S., 32 s/w-Fotos, 14 Zeichnungen, kart. ●

Tennis
Technik · Taktik · Regeln.
(0375-7) Von W. u. S. Taferner, 112 S.,
81 Abb., kart. ●

SportRegeln Tennis
Die offiziellen Regeln
Wissenswertes von A bis Z
(1097-4) 88 S., 24 s/w-Fotos, 6 Zeichnungen, kart. ●

Tischtennis-Technik
Der individuelle Weg zu erfolgreichem Spiel.
(0775-2) Von M. Perger, 144 S., 296 Abb.,
kart. ●●

Badminton
Technik · Taktik · Training.
(0699-3) Von K. Fuchs, L. Sologub, 168 S.,
51 Abb., kart. ●●

Fit mit Squash
(2311-1) Von P. Langhammer, R. Michna,
96 S., 86 Farbfotos, 13 Farbzeichn., kart. ●●

Squash
Ausrüstung · Technik · Regeln
(0539-3) Von D. von Horn, H.-D. Stünitz,
96 S., 55 s/w-Fotos, 25 Zeichnungen, kart. ●

SportRegeln Squash
Die offiziellen Regeln
Wissenswertes von A bis Z
(1100-8) 64 S., 11 s/w-Fotos, 23 Zeichnungen, kart. ●

Golf
Ausrüstung und Technik.
(0343-9) Von J. C. Jessop, übersetzt von
H. Biemer, mit einem Vorwort von H. Krings,
Präsident des Deutschen Golf-Verbandes,
96 S., 57 Abb., Anhang Golfregeln des DGV,
kart. ●●

Eishockey
Lauf- und Stocktechnik, Körperspiel, Taktik,
Ausrüstung und Regeln. (0414-1) Von J.
Capla, 264 S., 548 s/w-Fotos, 163 Zeich-
nungen, kart. ●●

Pool-Billard
(0484-2) Herausgegeben vom Deutschen
Pool-Billard-Bund. Von M. Bach, K.-W. Kühn,
104 S., 64 Abb., kart. ●

Tanzstunde
Das Welttanzprogramm leicht gelernt
(4409-2) Von G. Hädrich, 164 S., 489 s/w-
Fotos, 63 Zeichnungen, Pappband. ●●●

Tanzen
(2303-0) Von K. Richter, H. Kleinow, 96 S.,
102 Farbfotos, kart. ●●

Wir lernen Tanzen
(0200-9) Von E. Fern, 152 S., 119 s/w-Fotos,
47 Zeichnungen, kartoniert. ●●

Dancing
Moderne Discotänze: mit Mambo und Salsa
(0977-1) Von B. und F. Weber, 96 S.,
207 s/w-Fotos, kart. ●●

Dirty Dancing
Step by Step leicht gelernt
(0992-5) Von D. Glück, G. Teusen, 80 S., 140
Farbfotos, kart. ●●

Anmutig und fit durch
Bauchtanz
(0911-9) Von Marta, 120 S., 229 Farbfotos,
6 s/w-Zeichnungen, kart. ●●

Sporttauchen
Theorie und Praxis des Gerätetauchens
(0647-0) Von S. Müßig, 144 S., 8 Farbtafeln,
35 s/w-Fotos, 89 Zeichnungen, kart. ●●

Fit mit Sporttauchen
(2320-0) Von Dr. F. Naglschmid, 112 S.,
71 Farbfotos, 21 Zeichnungen, kart. ●●

Angelfischerei von Aal bis Zander
Fische · Geräte · Technik.
(0324-2) Von H. Oppel, 72 S., 16 Farbtafeln,
49 s/w-Abb., kart., ●●

Angeln
Kleine Fibel für den Sportfischer.
(0198-3) Von E. Bondick, 80 S., 4 Farbtafeln,
116 Abb., kart. ●

Fit mit
Surfen
(2317-3) Von H. Mönster, K.-H. Eden, B. Bohr,
104 S., 110 Farbfotos, 23 s/w-Zeichnungen,
kartoniert. ●●

TELESKI
Skigymnastik perfekt
(1037-0) Von M. Vorderwülbecke, G. Kern,
120 S., 220 Farbfotos, 16 farbige Grafiken,
19 Farbzeichnungen, kartoniert. ●●

Fibel für Kegelfreunde
Sport- und Freizeitkegeln · Bowling
(0191-6) Von G. Bocsai, 72 S., 62 Abb., kart.
●

Fit mit Kegeln
(2301-4) Von G. Gromann, 96 S., 51 Farbfotos, 50 Farb- und 4 s/w-Zeichnungen, kart.
●●

111 spannende Kegelspiele
(2031-7) Von H. Regulski, 80 S., 53 Zeichnungen, kart. ●

Beliebte und neue
Kegelspiele
(0271-8) Von H. Regulski, 92 S., 62 Abbildungen, kartoniert. ●

Schach

Einführung in das Schachspiel
(0104-5) Von W. Wollenschläger und K. Colditz, 112 S., 116 Diagramme, kart. ●

Schach, das königliche Spiel
Von den Grundzügen zum strategischen Spiel.
(1105-9) Von T. Schuster, 192 S., 302 Diagramme, kart. ●

Spielend Schach lernen
(2002-3) Von T. Schuster, 96 S., kartoniert. ●

Kinder- und Jugendschach
Offizielles Lehrbuch des Deutschen Schachbundes zur Erringung der Bauern-, Turm-
und Königsdiplome.
(0561-X) Von B. J. Withuis, H. Pfleger, 144 S.,
220 Zeichnungen und Diagramme, kart. ●●

Zug um Zug
Schach für jedermann 1
Offizielles Lehrbuch des Deutschen Schachbundes zur Erringung des Bauerndiploms.
(0648-9) Von H. Pfleger, E. Kurz, 80 S., 24
s/w-Fotos, 8 Zeichn., 60 Diagramme, kart. ●

Zug um Zug
Schach für jedermann 2
Offizielles Lehrbuch des Deutschen Schachbundes zur Erringung des Turmdiploms.
(0659-4) Von H. Pfleger, E. Kurz, 128 S.,
7 s/w-Fotos, 13 Zeichnungen, 78 Diagramme, kart. ●

Zug um Zug
Schach für jedermann 3
Offizielles Lehrbuch des Deutschen Schachbundes zur Erringung des Königdiploms.
(0728-0) Von H. Pfleger, G. Treppner, 128 S.,
4 s/w-Fotos, 84 Diagramme, 10 Zeichnungen, kart. ●●

Schach für Fortgeschrittene
Taktik und Probleme des Schachspiels
(0219-X) Von R. Teschner, 88 S., 85 Diagramme, kart. ●

Neue Schacheröffnungen
(0478-8) Von T. Schuster, 104 S., 100 Diagramme, kart. ●●

Klassische Schacheröffnungen
(1086-9) Von T. Schuster, 144 S., zahlr. Diagramme, kart. ●●

Najdorf für Turnierspieler
Theorie und Praxis eines komplexen Eröff-
nungssystems. (1121-0) Von Dr. J. Nunn,
304 S., 202 Diagramme, kart. ●●●

Lehr-, Übungs- und Testbuch der
Schachkombinationen
(0649-7) Von K. Colditz, 184 S., 227 Diagramme, kartoniert. ●●

Erfolgreiche Schachlehre
Eröffnungs- und Mittelspielstrategie
(0991-7) Von D. Bronstein, 254 S., 201 Diagramme, Pappband. ●

Spaß am Kombinieren
(1057-5) Von A. Pötzsch, 192 S., 365 Diagramme, Pappband. ●

Erfolgreich angreifen
Der Königsflügel im Visier
(1058-3) Von J. Neistadt, 192 S., 183 Diagramme, Pappband. ●

Erfolgreich angreifen
Der Damenflügel und das Zentrum im Visier
(1123-7) Von J. Neistadt, 172 S., 163 Diagramme, Pappband. ●●

Sizilianisch siegen
durch die Kunst der Verteidigung
(0990-2) Von M. Taimanow, 160 S., 124 Diagramme, Pappband. ●●

Schach dem König
333 Kurzpartien unter 30 Zügen
(1124-5) Von A. Roismann, 272 S., 222 Diagramme, Pappband. ●●

Schnelle Schachsiege
Das meisterliche Gambitspiel
(1038-9) Von S. Samarian, 28 S., 125 Diagramme, kart. ●●

Offizielles Lehrbuch des Deutschen
Schachbundes
Das systematische Schachtraining
Trainingsmethoden, Strategien und Kombi-
nationen.
(0857-0) Von Sergiu Samarian, 152 S., 159
Diagramme, 1 Zeichnung, kartoniert. ●●

Taktische Schachendspiele
(0752-3) Von J. Nunn, 208 S., 152 Diagramme, kart. ●●

Schachstrategie
Ein Intensivkurs mit Übungen und ausführlichen Lösungen.
(**0584**-9) Von A. Koblenz, dt. Bearb. von K. Colditz, 212 S., 240 Diagramme, kart. ●●

Schachtraining mit den Großmeistern
(**0670**-5) Von H. Bouwmeester, 128 S., 90 Diagramme, kart. ●●

So denkt ein Schachmeister
Strategische und taktische Analysen.
(**0915**-1) Von H. Pfleger, G. Treppner, 120 S., 75 Diagramme, kart. ●●

Schach als Kampf
Meine Spiele und mein Weg.
.(**0729**-9) Von G. Kasparow, 144 S., 95 Diagramme, 9 s/w-Fotos, kart. ●●

Kasparows Schacheröffnungen
(**1021**-4) Von O. Borik, 136 S., 16 s/w-Fotos, kartoniert. ●●

Schach-WM 1990
Kasparow-Karpow
(**1122**-9) Von O. Borik, Dr. H. Pfleger, 136 S., zahlreiche Diagramme, kartoniert. ●●

Mensch und Gesundheit

Der moderne Ratgeber
Wir werden Eltern
Schwangerschaft · Geburt · Erziehung des Kleinkindes.
(**4269**-8) Von B. Nees-Delaval, 376 S., 335 2-farbige Abb., Pappband. ●●●●

Wenn Sie ein Kind bekommen
(**4003**-2) Von U. Klamroth, Dr. med. H. Oster, 240 S., 86 s/w-Fotos, 30 Zeichnungen, kartoniert. ●●●

Wenn der Mensch zum Vater wird
Ein heiter-besinnlicher Ratgeber
(**4259**-0) Von D. Zimmer, 160 S., 20 Zeichnungen, Pappband. ●●●

Vorbereitung auf die Geburt und
Schwangerschaftsgymnastik
Atmung, Rückbildungsgymnastik.
(**0251**-3) Von S. Buchholz, 112 S., 98 s/w-Fotos, kartoniert. ●

Die Kunst des Stillens
nach neuesten Erkenntnissen (**0701**-9) Von Prof. Dr. med. E. Schmidt, S. Brunn, 112 S., 20 Fotos und Zeichnungen, kart. ●

Das Babybuch
Pflege · Ernährung · Entwicklung
(**0531**-8) Von A. Burkert, 96 S., 76 zweifbg. Zeichnungen, 22 s/w-Zeichnungen, kart. ●●

Babyfitneß
Massage, Spiele, Gymnastik und Schwimmen für Kinder im 1. Lebensjahr
(**1034**-6) Von G. Zeiß, 112 S., 179 zweifarbige Illustrationen, kartoniert. ●●

Wenn Kinder krank werden
Medizinischer Ratgeber für Eltern
(**4240**-X) Von Dr. med. I. J. Chasnoff, B. Nees-Delaval, 232 S., 163 Zeichnungen, Pappband. ●●●

Keinen Mann um jeden Preis
Das neue Selbstverständnis der Frau in der Partnerbeziehung
(**4440**-2) Von Shere Hite, Kate Colleran, 208 S., Pappband. ●●●

Total verknallt ... und keine Ahnung?
Alles über Liebe, Sex und Zärtlichkeit
(**1024**-9) Von H. Bruckner, R. Rathgeber, 104 S., 38 Abbildungen, kart. ●●

Sinnliche Liebe
Sex und Partnerschaft
(**4436**-4) Von Dr. A. Stanway, 160 S., 60 vierfarbige Illustrationen, Pappband. ●●●●

Streicheleinheiten für Körper und Seele
Partnermassage
(**4444**-5) Von Chr. Unseld-Baumanns, 136 S., 145 Farbfotos, Pappband. ●●●●

Bildatlas des menschlichen Körpers
(**4177**-2) Von G. Pogliani, V. Vannini, 112 S., 402 Farbabb., 28 s/w-Fotos, Pappband. ●●●

Nahrungsmittelallergien
So ernähren Sie sich richtig!
(**0913**-5) Von Priv.-Doz. Dr. med. Dr. med. habil. J. von Mayenburg, Prof. Dr. med. Dr. phil. S. Borelli, E. Polster, 136 S., kart. ●●

Arteriosklerose
Risikofaktoren/Vorbeugung/Therapie
Richtige Ernährung bei erhöhtem Cholesterinspiegel.
(**1020**-6) Von Prof. Dr. med. G. Assmann, Dr. troph. U. Wahrburg, 192 S., 84 farb. Abb., 4 s/w-Zeichnungen, kartoniert. ●

Asthma
Pseudokrupp, Bronchitis und Lungenemphysem
Krankheitsbilder · Diagnose · Therapie
(**1126**-1) Von Prof. Dr. med. W. Schmidt, S. Ertelt, 152 Seiten, 110 zweifarbige Zeichnungen, kartoniert. ●

Asthma
Pseudokrupp, Bronchitis und Lungenemphysem. (**0778**-7) Von Prof. Dr. med. W. Schmidt, 120 S., 56 Zeichnungen, kart. ●

Gallenleiden
Krankheitsbilder, Behandlung, Therapieverfahren, Selbstbehandlung. Richtige Lebensführung und Ernährung.
(**0673**-X) Von Dr. med. K. Steffens, 104 S., 34 Zeichnungen, kartoniert. ●

Diabetes
Krankheitsbild, Therapie, Kontrollen, Schwangerschaft, Sport, Urlaub, Alltagsprobleme. Neueste Erkenntnisse der Diabetesforschung. (**0895**-3) Von Dr. med. H. J. Krönke, 120 S., 4 Farbtafeln, 14 s/w-Fotos, 13 s/w-Zeichnungen, kartoniert. ●

Krampfadern
Ursachen, Vorbeugung, Selbstbehandlung, Therapieverfahren. (**0727**-2) Von Dr. med. K. Steffens, 112 S., 38 Abb., kartoniert. ●

Das moderne Hausbuch der Naturheilkunde
Neueste Erkenntnisse der Ganzheitsmedizin von Akupressur bis Zelltherapie.
(**4403**-8) Von G. Leibold, 448 S., 263 Farbzeichn., 15 s/w-Fotos, Pappband. ●●●●●

Naturkosmetik
Die Grundlagen gesunder und natürlicher Hautpflege.
(**1080**-X) Von N. E. Haas, 120 S., 63 Farbabb., kartoniert. ●

Die sanfte Art des Heilens
Homöopathie
Praktische Anwendung und Arzneimittellehre
(**4418**-X) Von J. H. P. Kreuter, 216 S., 49 Zeichnungen, Pappband. ●●●

Aromatherapie
Gesundheit und Entspannung durch ätherische Öle.
(**1131**-8) Von K. Schutt, 96 S., 40 zweifarbige Abbildungen, kartoniert. ●

Heilatmen
Ein Weg zu Lebenskraft und innerer Harmonie
(**1047**-8) Von K. Schutt, 112 S., 57 zweifarbige Abb., kartoniert. ●●●

Wetterfühligkeit
Vorbeugen und behandeln
Der Einfluß von Wetter und Klima auf Körper und Psyche.
(**0998**-4) Von Dipl.-Met. H. Trenkle, fachl. Beratung Prof. Dr. V. Faust, 120 S., 8 Farbtafeln, 31 zweifarbige Abbildungen und Tabellen, kartoniert. ●●

Bewährte Naturheilverfahren bei
Herz-Kreislauf-Erkrankungen
(**1084**-2) Von Dr. med. O. Wolff, G. Leibold, 104 S., kartoniert. ●

Krebsangst und Krebs behandeln
Mit einem Vorwort von Prof. Dr. med. Friedrich Douwes.
(**0839**-2) Von G. Leibold, 104 S., kartoniert. ●

Bewährte Naturheilverfahren bei
Krebs
(**1082**-6) Hrsg. H.-R. Heiligtag, 88 S., kartoniert. ●

Heilen mit Blütenenergien
nach Dr. Bach
(**1141**-5) Von J. Wenzel, ca. 96 S., kart. ●

Bewährte Naturheilverfahren bei
Migräne und Schlafstörungen
(**1081**-8) Von G. Leibold, Dr. med. H. Chr. Scheiner, 112 S., kartoniert. ●

Gesunder Schlaf
Schlafstörungen ohne Medikamente erfolgreich behandeln.
(**1036**-2) Von D. H. Alke, 88 S., 22 s/w-Abb., mit Audiokassette, kartoniert. ●●●

Natürliche Behandlungsmethoden bei
Rückenschmerzen
Massage · Gymnastik · Entspannung
(**4447**-X) Von Prof. Dr. med. H. Hess, K. Eder, H.-J. Montag, K. Schutt, 152 S., 168 Farbabbildungen, Pappband. ●●●

Bewährte Naturheilverfahren bei
Rückenschmerzen
mit Spezialthema Alta-Major-Methode
(**1140**-7) Von G. Leibold, ca. 96 S., kart. ●

Rheuma behandeln und lindern
Mit einem Vorwort von Dr. med. Max-Otto Bruker.
(**0836**-8) Von G. Leibold, 96 S., kartoniert. ●

Besser sehen durch Augentraining
Ein Gesundheitsprogramm zur Verbesserung des Sehvermögens.
(**0914**-3) Von K. Schutt, B. Rumpler, 96 S., 32 s/w-Zeichnungen, kartoniert. ●

Allergien behandeln und lindern
Mit einem Vorwort von Prof. Dr. med. Axel Stemmann.
(**0840**-6) Von G. Leibold, 96 S., 4 Zeichnungen, kartoniert. ●

Enzyme
Vitalstoffe für die Gesundheit
(**0677**-2) Von G. Leibold, 96 S., kartoniert. ●

Kneippkuren zu Hause
(**0779**-5) Von G. Leibold, 112 S., 25 Zeichnungen, kartoniert. ●

Besser leben durch Fasten
(**0841**-4) Von G. Leibold, 96 S., kartoniert. ●

Die echte Schroth-Kur
(**0797**-3) Von Dr. med. R. Schroth, 88 S., 2 s/w-Fotos, kartoniert. ●

Massagetechniken und Heilanzeigen
Reflexzonentherapie
(**4404**-6) Von G. Leibold, 128 S., 53 Farbzeichnungen, Pappband. ●●●

Akupressur zur Eigenbehandlung
(**0417**-6) Von G. Leibold, 112 S., 78 Abb., kartoniert. ●

Chinesische Punktmassage
Akupressur
(**4419**-4) Von F.T. Lie, 192 S., 332 zweifarbige Abb., Pappband. ●●●●

Shiatsu-Massage
Harmonisierung der Energieströme im Körper
(**0615**-2) Von G. Leibold, 196 S., 180 Abb., kartoniert. ●●●

Fußsohlenmassage
·Heilanzeigen · Technik · Selbsthilfe
(**0714**-0) Von G. Leibold, 96 S., 38 Zeichnungen, kartoniert. ●

Entspannung und Schmerzlinderung durch
Massage
(0750-7) Von B. Rumpler, K. Schutt, 112 S.,
116 zweifarbige Zeichnungen, kart. ●

Entspannung
(0834-1) Von Dr. med. Chr. Schenk, 88 S.,
29 Zeichnungen, kart. ●

Erfolg und Lebensfreude durch
**Autogenes Training und Psycho-
kybernetik**
(1035-4) Von D. H. Alke, 80 S., 2 s/w-Zeich-
nungen, mit Audiokassette, kartoniert. ●●●

Hypnose und Autosuggestion
Methoden · Heilwirkungen · praktische Beispiele. (0483-3) Von G. Leibold, 120 S.,
9 Illustrationen, kart. ●

Chinesisches Schattenboxen
Tai-Ji-Quan
für geistige und körperliche Harmonie
(0850-3) Von F.T. Lie, 120 S., 221 s/w-Fotos,
9 s/w-Zeichnungen, Beilage: 1 s/w-Poster mit
zahlreichen Abbildungen, kart. ●●

Yoga
Weg zur Harmonie
(4417-8) Von A. Harf, W. von Rohr, 176 S.,
171 Farbfotos, 12 s/w-Zeichnungen, Pappband. ●●●●

**Yoga gegen Haltungsschäden und
Rückenschmerzen**
(0394-3) Von A. Raab, 104 S., 215 Abb.,
kartoniert. ●

Neue Rezepte für **Diabetiker-Diät**
Vollwertig · abwechslungsreich · kalorien-
arm.
(0418-4) Von M. Oehlrich, 96 S., 8 Farbtafeln, kartoniert. ●

**Diät bei Herzkrankheiten und Bluthoch-
druck**
Rezeptteil von B. Zöllner.
(3202-1) Von Prof. Dr. med. H. Rottka, 92 S.,
4 Farbtafeln, kartoniert. ●●

**Diät bei Erkrankungen der Nieren, Harn-
wege und bei Dialysebehandlung**
Rezeptteil von B. Zöllner.
(3203-X) Von Prof. Dr. med. Dr. h. c. H. J.
Sarre und Prof. Dr. med. R. Kluthe, 96 S., 33
Farbfotos, 1 s/w-Zeichnung, kartoniert. ●●

Richtige Ernährung wenn man älter wird
Rezeptteil von B. Zöllner.
(3204-8) Von Prof. Dr. med. H.-J. Pusch,
96 S., 36 Farbfotos und 3 s/w-Zeichnungen,
kartoniert. ●●

Diät bei Darmkrankheiten
Durchfall · Divertikulose, Reizdarm und
Darmträgheit · einheimische Sprue (Zöllakie)
· Disacharidasemangel · Dünndarmresek-
tion · Dumping Syndrom, Rezeptteil von B.
Zöllner. (3211-0) Von Prof. Dr. med. G. Stroh-
meyer, 88 S., 4 Farbtafeln, kartoniert. ●●

Diät bei Gicht und Harnsäuresteinen
Rezeptteil von B. Zöllner.
(3205-6) Von Prof. Dr. med. N. Zöllner,
112 S., 35 Farbtafeln, kartoniert. ●●

Diät bei Zuckerkrankheit
Rezeptteil von B. Zöllner. (3206-4) Von Prof.
Dr. med. P. Dieterle, 112 S., 42 Farbfotos,
4 vierfarbige Vignetten, 1 s/w-Zeichnung,
kartoniert. ●●

**Diät bei Störungen des Fettstoffwechsels
und zur Vorbeugung der Arteriosklerose**
Rezeptteil von B. Zöllner.
(3208-0) Von Prof. Dr. med. G. Wolfram,
104 S., 32 Farbfotos, kartoniert. ●●

**Ballaststoffreiche Kost bei Funktions-
störungen des Darms**
Rezeptteil von B. Zöllner.
(3212-9) Von Prof. Dr. med. H. Kasper, 96 S.,
34 Farbfotos, 1 s/w-Foto, kart. ●●

**Diät bei Krankheiten des Magens und
Zwölffingerdarms**
Rezeptteil von B. Zöllner.
(3201-3) Von Prof. Dr. med. H. Kaess, 96 S.,
35 Farbfotos, 1 s/w-Zeichnung, kartoniert.
●●

**Diät bei Krankheiten der Gallenblase,
Leber und Bauchspeicheldrüse**
Rezeptteil von B. Zöllner.
(3207-2) Von Prof. Dr. med. H. Kasper, 88 S.,
35 Farbfotos, 1 s/w-Zeichnung, kartoniert. ●●

Diät bei Übergewicht
Rezeptteil von B. Zöllner.
(3209-9) Von Prof. Dr. med. Ch. Keller,
104 S., 42 Farbfotos, 3 s/w-Zeichnungen,
kart. ●●

Garten und Tiere

Garten heute
Der moderne Ratgeber · Über 1000 Farbbil-
der. (4283-3) Von H. Jantra, 384 S., über
1000 Farbabb., Pappband. ●●●●

Helmut Jantras Gartenbuch
Obst · Gemüse · Blumen
(4522-0) Von H. Jantra, 200 S., 395 Farbfotos, 123 Farbzeichnungen, 25 Tabellen,
Pappband. ●

1000 ganz bewährte Garten-Tips
(4453-4) Von H. Jantra, 320 S., 288 zweifarbige und 62 s/w-Zeichnungen, Pappband.
●●●

Obst, Gemüse, Blumen, Gras
Gärtnern macht den Kindern Spaß
(4517-4) Von U. Krüger, 96 S., 85 Farbfotos,
180 Farbzeichnungen, Pappband. ●●

Rosen
Auswahl · Pflege · Gestaltung
(1183-0) Von H. Jantra, 120 S., 200 Farbfotos, 20 Farbzeichnungen, 8 Bepflanzungspläne, kartoniert. ●●

Erfolgstips im Obstgarten
Gesunde Früchte durch richtige Sortenwahl
und Pflege.
(0827-9) Von F. Mühl, 184 S., 16 Farbtafeln,
33 Zeichnungen, kartoniert. ●●

Erfolgstips für den Gemüsegarten
Mit naturgemäßem Anbau zu höherem
Ertrag. (0674-8) Von F. Mühl, 80 S., 30 s/w-
Fotos, 4 Zeichnungen, kartoniert. ●

Mischkultur im Nutzgarten
Mit Jahreskalender und Anbauplänen.
(0651-9) Von H. Oppel, 112 S., 8 Farbtafeln,
23 s/w-Fotos, 29 Zeichnungen, kart. ●

Obstgehölze sachgemäß schneiden
(1127-X) Von P. G. Wilhelm, ca. 128 S., ca.
50 zweifarbige und 200 s/w-Zeichnungen,
kartoniert. ●●

Erfolgstips für den Ziergarten
Schmuckpflanzen und Rasen richtig pflegen.
(0930-5) Von F. Mühl, 156 S., 12 Farbtafeln,
26 s/w-Zeichnungen, kartoniert. ●●

Erfolgreich gärtnern mit
Frühbeet und Folie
(0828-7) Von Dr. Gustav Schoser, 88 S.,
8 Farbtafeln, 46 s/w-Fotos, kartoniert. ●

Gesunde Zierpflanzen im Garten
Krankheiten erkennen und behandeln.
Mit neuem Diagnose-System.
(4429-1) Von Prof. Dr. G. Stelzer, 208 S.,
456 Farbfotos, 5 s/w- und 5 Farbzeichnungen, Pappband. ●●●●

Erfolgreich gärtnern
durch naturgemäßen Anbau
(4252-3) Von I. Gabriel, 416 S., 176 Farbfotos, 212 Farbzeichnungen, Pappband. ●●●

Aktion Garten ohne Gift
Gesunde Umwelt durch natürlichen Pflanzen-
schutz.
Ein Praxis-Handbuch von E. Hoplitschek u.
B. M. Tegethoff. (4425-9) 176 S., 250 Farbfotos, 35 Farb- und 29 s/w-Zeichn., Pappband. ●●●●

Neuanlage eines Biogartens
Planung, Bodenvorbereitung, Gestaltung
(0721-3) Von I. Gabriel, 128 S., 73 Farbfotos,
39 Zeichnungen, kartoniert. ●●

Gesunde Pflanzen im Biogarten
Biologische Maßnahmen bei Schädlingsbe-
fall und Pflanzenkrankheiten.
(0707-8) Von I. Gabriel, 128 S., 126 Farbfotos, kartoniert. ●●

Obst und Beeren im Biogarten
Gesunde und schmackhafte Früchte durch
natürlichen Anbau. (0780-9) Von I. Gabriel,
128 S., 109 Farbabb., kartoniert. ●●

Gemüse im Biogarten
Gesunde Ernte durch natürlichen Anbau
(0830-9) Von I. Gabriel, 128 S., 26 Farbfotos,
86 Farbzeichnungen, kartoniert. ●●

Kräuter und Heilpflanzen im Biogarten
Gesunde Ernte durch natürlichen Anbau
(0929-1) Von I. Gabriel, 112 S., 63 Farbfotos,
19 Farbzeichnungen, kartoniert. ●●

Der biologische Zier- und Wohngarten
Planen, Vorbereiten, Bepflanzen und Pflegen
(0748-5) Von I. Gabriel, 128 S., 72 Farbfotos,
46 Farbzeichnungen, kartoniert. ●●

**Kosmische Einflüsse auf unsere Garten-
pflanzen**
Sterne beeinflussen Wachstum und Gesundheit der Pflanzen. (0708-6) Von I. Gabriel,
112 S., 100 Farbabb., kartoniert. ●●

Natürlich gärtnern unter Glas und Folie
Anbauen und ernten rund ums Jahr
(0722-1) Von I. Gabriel, 128 S., 62 Farbfotos,
45 Farbzeichnungen, kartoniert. ●●

Dekorative Kübelpflanzen
Auswahl und Pflege
(1074-5) Von H. Jantra, 112 S., 180 Farbfotos, 35 Farbzeichnungen, kartoniert. ●●

Blütenpracht auf Balkon und Terrasse
(0928-3) Von M. Haberer, 88 S., 139 Farbfotos, kartoniert. ●●

**Gemüse, Kräuter, Obst aus dem Balkon-
garten**
Erfolgreich ernten auf kleinstem Raum
(0694-2) Von S. Stein, 32 S., 34 Farbfotos,
6 Zeichnungen, Spiralbindung, kart. ●

Gestaltungsideen für
Schöne Gärten
(4482-8) Von H. Jantra, 168 S., 309 Farbfotos, 3 s/w-Fotos, Pappband. ●●●●●

Kleingärten
Planen · Anlegen · Pflegen
(1015-X) Von H. Jantra, 88 S., 123 Farbfotos,
1 s/w-Foto, 14 Farbzeichnungen, kart. ●●

Reihenhausgärten
Planen · Anlegen · Pflegen
(1016-8) Von H. Jantra, 104 S., 134 Farbfotos, 45 Farbzeichnungen, kart. ●●

Steingärten Wirkungsvoll gestalten und
sachgerecht pflegen
(4452-6) Von A. Throll-Keller, 128 S., 203
Farbfotos, 56 Farbzeichnungen, Pappband.
●●●●

Gartenteiche, Tümpel und Weiher
naturnah anlegen und pflegen
(1073-7) Von Dr. F. Liedl, H. Goos, 80 S.,
87 Farbfotos, 39 Farbzeichnungen, kart. ●

Wasser im Garten
Von der Vogeltränke zum Naturteich · Natürliche Lebensräume selbst gestalten.
(4230-2) Von H. Hendel, P. Keßeler, 240 S.,
315 Farbabb., 11 s/w-Fotos, Pappband.
●●●●●

Mein kleiner Gartenteich
planen – anlegen – pflegen
(**0851**-1) Von I. Polascheck, 144 S., 108 Farbabb., 6 s/w-Zeichnungen, kart. ●●

Pflanzen und Tiere für den Gartenteich
(**1171**-7) Von W. Costa, 128 S., 169 Farbfotos, 40 Farbzeichnungen, 8 Bepflanzungspläne, kartoniert. ●●

Häuser in lebendigem Grün
Fassaden und Dächer mit Pflanzen gestalten
(**0846**-5) Von U. Mehl, K. Werk, 88 S., 116 Farbfotos, 4 Farb- und 17 s/w-Zeichnungen, kartoniert. ●●

Wintergärten
Das Erlebnis, mit der Natur zu wohnen.
Planen, Bauen und Gestalten.
(**4256**-6) Von LOG ID, 136 S., 130 Farbfotos, 107 Zeichnungen, Pappband. ●●●●

Rund um Jahr erfolgreich gärtnern
Gewächshäuser
planen · bauen · einrichten · nutzen
(**4408**-9) Von Dr. G. Schoser, J. Wolff, 232 S., 368 Farbabb., 5 s/w-Fotos, Pappband.
●●●●●

Ziergräser
Über 100 Arten erfolgreich kultivieren
(**0829**-5) Von H. Jantra, 104 S., 73 Farbfotos, 6 Farbzeichnungen, kartoniert. ●●

Das moderne Handbuch **Zimmerpflanzen**
(**4416**-X) Von H. Jantra, 304 S., 766 Farbfotos, 64 Farb- und 19 s/w-Zeichnungen, Pappband. ●●●●

365 Erfolgstips für schöne Zimmerpflanzen
(**0893**-7) Von H. Jantra, 144 S., 215 Farbfotos, kartoniert. ●●

Dekorative Blattpflanzen
Auswahl und Pflege
(**1128**-X) Von H. Jantra, 128 S., 198 Farbfotos, 20 Farbzeichnungen, kartoniert. ●●

Prof. Stelzers grüne Sprechstunde
Gesunde Zimmerpflanzen
Krankheiten erkennen und behandeln.
Mit neuem Diagnosesystem.
(**4274**-4) Von Prof. Dr. G. Stelzer, 192 S., 410 Farbfotos, 10 s/w-Zeichnungen, Pappband. ●●●●

Hydrokultur
Pflanzen ohne Erde – mühelos gepflegt.
(**0944**-5) Von H.-A. Rotter, 144 S., 167 Farbfotos, 13 Farbzeichnungen, kart. ●●

Bonsai Japanische Miniaturbäume und Miniaturlandschaften. Anzucht, Gestaltung und Pflege.
(**4091**-1) Von B. Lesniewicz, 160 S., 106 Farbfotos, 46 s/w-Fotos, 115 Zeichnungen, gebunden. ●●●●●

Fibel für Kakteenfreunde
(**0199**-1) Von H. Herold, 102 S., 23 Farbfotos, 37 s/w-Abb., kartoniert. ●

Grzimek Juniors **BUNTE TIERWELT**
(**4295**-7) Von Chr. Grzimek, 208 S., 308 Farbfotos, Pappband. ●●●●

Hunde
Rassen · Ausbildung · Pflege · Zucht
(**4118**-7) Von H. Bielfeld, 192 S., 222 Farb- und 73 s/w-Abb., Pappband. ●●●●

Das neue Hundebuch
Rassen · Aufzucht · Pflege
(**0009**-X) Von W. Busack, überarbeitet von Dr. med. vet. A. H. Hacker und H. Bielfeld, 112 S., 8 Farbtafeln, 27 s/w-Fotos, 6 Zeichnungen, kartoniert. ●

Alles über Dackel, Teckel und Dachshunde
(**1079**-6) Von M. Wein-Gysae, 80 S., 46 Farbfotos, 2 zweifarbige Zeichnungen, kart. ●●

Hundeausbildung
Verhalten · Gehorsam · Ausbildung
(**0346**-3) Von R. Menzel, 88 S., 26 Fotos, kartoniert. ●

Grundausbildung für Gebrauchshunde
Schäferhund, Boxer, Rottweiler, Dobermann, Riesenschnauzer, Airedaleterrier, Hovawart und Bouvier.
(**0801**-5) Von M. Schmidt und W. Koch. 104 S., 8 Farbtafeln, 51 s/w-Fotos, 5 s/w-Zeichnungen, kartoniert. ●

Der Hund in der Familie
(**1014**-1) Von J. Werner, 128 S., 106 Farbfotos, kartoniert. ●●

Der Deutsche Schäferhund
(**1091**-5) Von U. Förster, 112 S., 47 Farbzeichnungen, 2 s/w-Fotos, kartoniert. ●●

Der Deutsche Schäferhund
Aufzucht, Pflege und Ausbildung
(**0073**-1) Von A. Hacker, 104 S., 56 Abbildungen, kartoniert. ●

Alles über junge Hunde
(**0863**-5) Von Dr. med. vet. E. M. Bartenschlager, 64 S., 49 Farbfotos, 6 Zeichnungen, kartoniert. ●

Richtige Hundeernährung
(**0811**-2) Von Dr. med. vet. E. M. Bartenschlager, 80 S., 51 Farbfotos, 4 Farbzeichn., kartoniert. ●

Hundekrankheiten
(**1077**-X) Von Dr. med. vet. R. Spangenberg, 96 S., 44 Farb- und 1 s/w-Foto, 22 Farbzeichnungen, kartoniert. ●●

Von Ajax bis Zamperl
Die beliebtesten Hunde-Namen
(**1174**-1) Von H.-J. Schließke, ca. 80 S., kartoniert. ●

Katzen
Rassen · Verhalten · Pflege · Zucht
(**4158**-6) Von B. Gerber, 176 S., 294 Farb- und 88 s/w-Fotos, Pappband. ●●●●

Das neue Katzenbuch
Rassen · Aufzucht · Pflege.
(**0427**-3) Von B. Eilert-Overbeck, 120 S., 14 Farbfotos, 20 s/w-Fotos, kartoniert. ●

Katzenkrankheiten
erkennen und behandeln
(**1078**-8) Von Dr. med. vet. R. Spangenberg, 104 S., 40 Farbfotos und 11 Farbzeichnungen, kartoniert. ●●

Junge Katzen
(**0862**-7) Von Dr. med. vet. E. M. Bartenschlager, 72 S., 40 Farbfotos, 4 Farbzeichnungen, kartoniert. ●

Pferde
(**4186**-1) Von H. Werner, 176 S., 196 Farb- und 50 s/w-Fotos, 100 Zeichnungen, Pappband. ●●●●

Reiten im Bild
(**0415**-X) Von H. Werner, 128 S., 142 Farbfotos, 107 Farbzeichnungen, kartoniert. ●●

Der Hobby-Imker
(**0978**-X) Von Dr. R. F. A. Moritz, 144 S., 106 zweifarbige Zeichnungen, kartoniert. ●●

Geflügelhaltung als Hobby
(**0749**-6) Von M. Baumeister, H. Meyer, 184 S., 8 Farbtafeln, 42 s/w-Fotos, 15 zweifarbige Zeichnungen, kartoniert. ●●

Sittiche und kleine Papageien
(**0864**-3) Von Dr. med. vet. E. M. Bartenschlager, 88 S., 84 Farbfotos, 9 Zeichnungen, kartoniert. ●

Alles über Wellensittiche
(**1129**-6) Von H. Bielfeld, 64 S., 53 Farbfotos, 3 Zeichnungen, kartoniert. ●●

Alles über Kanarienvögel
(**0901**-1) Von H. Schnoor, 64 S., 58 Farbfotos und Zeichnungen, kartoniert. ●

Die Tiersprechstunde
Artgerechte Vogelfütterung im Winter
(**0908**-9) Von Dr. W. Keil, 64 S., 51 Farbfotos und Zeichnungen, kartoniert. ●

Süßwasser-Aquarium
(**4191**-8) Von H. J. Mayland, 288 S., 564 Farbfotos, 75 Zeichnungen, Pappband.
●●●●●

Die Tiersprechstunde
Gesunde Fische im Süßwasseraquarium
(**1013**-3) Von H. J. Mayland, 96 S., 73 Farbfotos, 10 Zeichnungen, kartoniert. ●●

Tiere im Wassergarten
(**0808**-2) Von Dr. med. vet. E. M. Bartenschlager, 96 S., 84 Farbfotos, 7 Zeichnungen, kartoniert. ●

Die Tiersprechstunde
Alles über Zwerg- und Goldhamster
(**1012**-5) Von M. Mettler, 96 S., 96 Farbfotos, kartoniert. ●

Alles über Chinchillas und Degus
(**1130**-X) Von M. Mettler, 96 S., 80 Farbfotos, 3 Zeichnungen, kartoniert. ●

Alles über Meerschweinchen
(**0809**-0) Von Dr. med. vet. E. M. Bartenschlager, 72 S., 43 Farbfotos, 11 Farbzeichnungen, kartoniert. ●

Alles über Igel in Natur und Haus
(**0810**-4) Von Dr. med. vet. E. M. Bartenschlager, 68 S., 51 Farbfotos, kartoniert. ●

Alles über Zwergkaninchen
(**1075**-3) Von M. Mettler, 64 S., 52 Farbfotos, kartoniert. ●

Reise

Vom Morgenland ins Reich der Sonnengöttin
Lebensbilder aus dem Nahen und Fernen Osten. (**4449**-6) Von J. Schneider, H. Schoen, 160 S., 266 Farbfotos, 1 farbige Karte, Pappband. ●●●●

Traumreisen
Unterwegs auf den schönsten Straßen der Welt. (**4468**-2) Von T. Pehle, 192 S., 288 Farbfotos, 12 Zeichnungen, Pappband. ●●●●

Streifzüge durch die deutsche Kulturgeschichte
(**4490**-9) Von L. von Saalfeld, Dr. D. Kreidt, U. Stöckel, A. Hürmer, 208 S., über 100 Farbfotos, 52 Lagepläne, Pappband. ●●●●

Der Metternich 90/91
Die besten Adressen für Feinschmecker in Deutschland. (**4488**-7) Hrsg. von P. A. Fürst von Metternich-Winneburg, bearbeitet von C. Arius, 464 S., 366 Farbfotos, 5 Übersichtskarten, Pappband. ●●●●

Berlin
Die neue Metropole
(**1145**-8) Von R. Mader, 96 S., 116 Farbfotos, 15 hist. Landschafts- und Städteabbildungen, 1 Stadtplan, kartoniert. ●●

An der Ostseeküste in Mecklenburg
(**1137**-7) Von R. Mader, 96 S., 94 Farbfotos, 18 hist. Städte- und Landschaftsabbildungen, kartoniert. ●●

Der Thüringer Wald und die Dichterstädte
(**1135**-0) Von R. Mader, 96 S., 95 Farbfotos, 17 hist. Landschafts- und Städteabbildungen, kartoniert. ●●

Der Harz
(**1144**-X) Von R. Mader, 96 S., 100 Farbfotos, 17 hist. Städte- und Landschaftsabbildungen, kartoniert. ●●

Dresden
Barockperle an der Elbe
(**1134**-2) Von R. Mader, 96 S., 97 Farbfotos, 13 hist. Landschafts- und Städteabbildungen, 1 s/w-Foto, 1 aufklappbarer Stadtplan, kart.
●●

Vom Spreewald zur Lausitz
(1136-9) Von R. Mader, 96 S., 95 Farbfotos, 11 hist. Landschafts- und Städtebildungen, 1 Panoramakarte, kartoniert. ●●
FALKEN Video
Reiseziel DDR
(6061-0) VHS, ca. 60 Minuten, in Farbe, Kompaktreiseführer mit Panoramakarte im Taschenformat. ●●●●*
FALKEN Video
Reiseziel Berlin
(6067-X) VHS, ca. 60 Minuten, in Farbe, Kompaktreiseführer mit Panoramakarte im Taschenformat. ●●●●●*
FALKEN Video
Reiseziel Ostseeküste DDR
(6062-9) VHS, ca. 60 Minuten, in Farbe, Kompaktreiseführer mit Panoramakarte im Taschenformat. ●●●●*
FALKEN Video
Reiseziel USA
Der Südwesten mit LAS VEGAS und den schönsten Sehenswürdigkeiten in den ROCKY MOUNTAINS.
(6055-6) VHS, ca. 60 Minuten, in Farbe, Kompaktreiseführer mit Panoramakarte im Taschenformat. ●●●●●*
FALKEN Video
Info-Tour USA
Die Highlights aus dem FALKEN Reiseprogramm New York, Kalifornien, Florida und USA Süd-West.
(6060-2) VHS, ca. 30 Minuten, in Farbe. ●*
FALKEN Video
Reiseziel New York
(6048-3) VHS, ca. 60 Minuten, in Farbe, mit Begleitbroschüre. ●●●●●*
FALKEN Video
Reiseziel Florida
(6054-8) VHS, ca. 60 Minuten, in Farbe, Kompaktreiseführer mit Panoramakarte im Taschenformat. ●●●●●*
FALKEN Video
Reiseziel Kalifornien
San Francisco und die schönsten Ziele in Kalifornien.
(6049-1) VHS, ca. 60 Minuten, in Farbe, mit Begleitbroschüre. ●●●●●*
FALKEN Video
Reiseziel Hawaii
(6063-7) VHS, ca. 60 Minuten, in Farbe, Kompaktreiseführer mit Panoramakarte im Taschenformat. ●●●●●*
FALKEN Video
Reiseziel Thailand
Exotisches Bangkok, traumhafte Strände, berühmte Tempel und Paläste.
(6065-3) VHS, ca. 60 Minuten, in Farbe, Kompaktreiseführer mit Panoramakarte im Taschenformat. ●●●●●*
FALKEN Video
Reiseziel Kanarische Inseln
Schöne Strände, interessante Exkursionen.
(6065-5) VHS, ca. 60 Minuten, in Farbe, Kompaktreiseführer mit Panoramakarte im Taschenformat. ●●●●●*
FALKEN Video
Reiseziel Irland
Entdeckungsreise mit Boot und Planwagen, präzise Informationen, praktische Tips.
(6059-0) VHS, ca. 60 Minuten, in Farbe, Kompaktreiseführer mit Panoramakarte im Taschenformat. ●●●●●*

FALKEN Video
Reiseziel Norwegen
Rundreise zu den schönsten Fjorden, präzise Informationen, praktische Tips.
(6058-0) VHS, ca. 60 Minuten, in Farbe, Kompaktreiseführer mit Panoramakarte im Taschenformat. ●●●●●*

Rat und Wissen

Der gute Ton
in Gesellschaft und Beruf.
(0063-4) Von I. Wolter, 80 S., 42 s/w-Fotos, 7 Zeichnungen, kartoniert. ●
Der gute Ton
im Privatleben.
(1113-3) Von I. Wolter, bearbeitet von Wolf Stenzel, 104 S., 42 s/w-Abbildungen, kartoniert. ●
Umgangsformen heute
Die Empfehlungen des Fachausschusses für Umgangsformen.
(4015-6) 252 S., 108 s/w-Fotos, 17 Zeichnungen, Pappband. ●●●
Benehmen bei Tisch
(0988-7) Von I. Cording, 80 S., 90 Farbfotos, 5 s/w-Zeichnungen, kartoniert. ●●
Krawatten
Fliegen, Schals und Tücher gekonnt binden
(1072-9) Von Y. Thalheim, H. Nadolny, 48 S., 129 Farbfotos, 1 s/w-Foto, Pappband. ●
Wir heiraten
Ratgeber zur Vorbereitung und Festgestaltung der Verlobung und Hochzeit.
(4188-8) Von C. Poensgen, 216 S., 8 s/w-Fotos, 30 s/w-Zeichnungen, 8 Farbtafeln, Pappband. ●●●
Von der Verlobung zur Goldenen Hochzeit
(0393-5) Von E. Runge, 112 S., kartoniert. ●
Hochzeits- und Bierzeitungen
Muster, Tips und Anregungen.
(0288-2) Von H.-J. Winkler, mit vielen Text- und Gestaltungsanregungen, 116 S., 15 Abb., 1 Musterzeitung, kartoniert. ●
Die Silberhochzeit
Vorbereitung · Einladung · Geschenkvorschläge · Dekoration · Festablauf · Menüs · Reden · Glückwünsche. (0542-3) Von K. F. Merkle, 112 S., 41 Zeichnungen, kart. ●
Wie soll es heißen?
(0211-4) Von D. Köhr, 136 S., kartoniert. ●
Unsere beliebtesten Vornamen
(1023-0) Von A. F. W. Weigel, 160 S., 75 s/w-Fotos, Pappband. ●●
Kindergedichte, Lieder und Sketche für Hochzeitsfeiern
(1112-1) Von B. Lins, 72 S., 26 farbige Abbildungen, 15 Lieder, kartoniert. ●
Kindergedichte zur grünen, silbernen und goldenen Hochzeit
(0318-8) Von H.-J. Winkler, 104 S., 20 Abb., kartoniert. ●
Kindergedichte für Familienfeste
(0860-0) Von B. H. Bull, 96 S., 20 Zeichnungen, kartoniert. ●
Kindergedichte rund ums Jahr
(1040-0) Von A. Schweiggert, 80 S., 49 Zeichnungen, 6 Vignetten, kartoniert. ●
Ins Gästebuch geschrieben
(0576-8) Von K. H. Trabeck, 96 S., 24 Zeichnungen, kartoniert. ●
Der Verseschmied
Kleiner Leitfaden für Hobbydichter. Mit Reimlexikon.
(0597-0) Von T. Parisius, 96 S., 28 Zeichnungen, kartoniert. ●

Die schönsten Volkslieder
(0432-X) Hrsg. D. Walther, 128 S., mit Noten und Zeichnungen, kartoniert. ●
Wo man singt...
Lieder aus Deutschland
(4507-7) Hrsg. von R. Werion, Prof. H. Rauhe, H. R. Beierlein, 288 S., 217 Farbzeichnungen, Pappband. ●●●
Neue Glückwunschfibel
für groß und klein. (0156-8) Von R. Christian-Hildebrandt, 96 S., 13 Vignetten, kartoniert. ●
Großes Buch der Glückwünsche
(0255-6) Hrsg. von O. Fuhrmann, 176 S., 77 Zeichnungen und viele Gestaltungsvorschläge, kartoniert. ●●
Verse fürs Poesiealbum
(0241-6) Von I. Wolter, 96 S., 20 Abb., kartoniert. ●
Heitere und besinnliche
Verse fürs Poesiealbum
(1069-9) Von B. H. Bull, 160 S., 70 zweifarbige Illustrationen, Pappband. ●●
Reden und Ansprachen
für jeden Anlaß. (4009-1) Hrsg. von F. Sicker, 454 S., gebunden. ●●●
Die Kunst der freien Rede
Ein Intensivkurs mit vielen Übungen, Beispielen und Lösungen.
(4189-6) Von G. Hirsch, 232 S., 11 Zeichnungen, Pappband. ●●●
Festreden und Vereinsreden
Muster für alle Gelegenheiten
(0069-3) Von K. Lehnhoff, E. Ruge, 96 S., kartoniert. ●
Trinksprüche, Gästebuchverse, Richtsprüche
(0224-6) Von D. Kellermann, 96 S., kartoniert. ●
Glückwünsche, Toasts und Festreden zur Hochzeit
(0264-5) Von I. Wolter, 112 S., 18 Zeichnungen, kartoniert. ●
Reden zur Taufe, Kommunion und Konfirmation
(0751-5) Von G. Georg, 96 S., kartoniert. ●
Reden zu Familienfesten
Musteransprachen für viele Gelegenheiten
(0675-6) Von G. Georg, 112 S., kartoniert. ●
Reden im Verein
Musteransprachen für viele Gelegenheiten
(0703-5) Von G. Georg, 112 S., kartoniert. ●
Reden zum Jubiläum
Musteransprachen für viele Gelegenheiten
(0595-4) Von G. Georg, 112 S., kartoniert. ●
Reden und Sprüche zur Grundsteinlegung, Richtfest und Einzug
(0598-0) Von A. Bruder, G. Georg, 96 S., kartoniert. ●
Die überzeugende Rede
Mehr Erfolg durch bessere Rhetorik
(0076-5) Von K. Wolter, G. Kunz, 96 S., kartoniert. ●
Moderne Korrespondenz
Handbuch für erfolgreiche Briefe
(4014-8) Von H. Kirst und W. Manekeller, 544 S., Pappband. ●●●●
Musterbriefe
für alle Gelegenheiten.
(0231-9) Hrsg. von O. Fuhrmann, 240 S., kartoniert. ●●
FALKEN-Software
Musterkorrespondenz in Deutsch, Englisch, Französisch, Italienisch, Spanisch
(7041-1) Diskette 5 1/4" für IBM-PC + kompatible, mit Begleitbroschüre. ●●●●●*
(7051-9) Diskette 3 1/2" für IBM-PC + Kompatible, mit Begleitbroschüre. ●●●●●*

FALKEN-Software
TEXAD
Das komfortable Korrespondenzprogramm
für den privaten und geschäftlichen Bereich
(**7017**-9) 2 Disketten für IBM-PC + Kompatible, 5 1/4″, mit Begleitheft, **DM 198,–***, S
1980,-*, SFr 198,–*.
(**7048**-9) Diskette 3 1/2″, mit Handbuch.
●●●●●*

(**7049**-7) Demo-Version 5 1/4″, o. Handbuch.
●●*

(**7050**-0) Demo-Version 3 1/2″, o. Handbuch.
●●*

Privatbriefe
Muster für alle Gelegenheiten. (**0114**-2) Von
I. Wolter-Rosendorf, 112 S., kart.●

Erfolgstips für den Schriftverkehr
Briefgestaltung · Rechtschreibung · Zeichensetzung · Stil. (**0678**-0) Von U. Schoenwald,
112 S., kart.●

Geschäftliche Briefe
des Privatmanns, Handwerkers, Kaufmanns
(**0041**-3) Von A. Römer, 124 S., kart. ●

Behördenkorrespondenz
Musterbriefe · Anträge · Einsprüche
(**0412**-5) Von E.Ruge, 112 S., kart.●

Worte und Briefe der Anteilnahme
(**0464**-8) Von E. Ruge, 96 S., mit vielen Abb.,
kart. ●

Briefe zu Geburt und Taufe
Glückwünsche und Danksagungen. (**0802**-3)
Von H. Beitz, 96 S., 12 Zeichnungen, kart. ●

Briefe zum Geburtstag
Glückwünsche und Danksagungen. (**0822**-8)
Von H. Beitz, 104 S., 22 Zeichnungen, kart. ●

Briefe der Liebe
Anregungen für gefühlvolle und zärtliche
Worte. (**0903**-8) Hrsg. von H. Beitz, 96 S.,
4 Zeichnungen, kart. ●

**Erziehungsgeld, Mutterschutz,
Erziehungsurlaub**
Das neue Recht für Eltern
(**0835**-X) Von J. Grönert, 144 S., kart. ●

Liebe ja – Ehe nein
Die nichteheliche Lebensgemeinschaft
(**1071**-0) Von T.Drewes, 104 S., 8 s/w-Zeich-
nungen, kartoniert. ●

Scheidung und Unterhalt
nach dem neuen Eherecht.
(**0403**-6) Von T.Drewes, 112 S., mit Kosten
und Unterhaltstabellen, kart. ●

Testament und Erbschaft
Erbfolge, Rechte und Pflichten der Erben, Erb-
schafts- und Schenkungssteuer, Mustertesta-
mente. (**4139**-X) Von T. Drewes, R. Hollender,
304 S., Pappband. ●●●

Der letzte Wille
Ratgeber für Erblasser, Erben und Hinterblie-
bene in Rechts-, Versorgungs- und Steuerfra-
gen (**0939**-9) Von T. Drewes, 136 S., 9 s/w-
Zeichnungen, kart. ●●

Mietrecht
Leitfaden für Mieter und Vermieter
(**0479**-6) Von J. Beuthner, 196 S., kart. ●●

Präzise Ratschläge für Ihre optimale Rente
Vorbereitung · Berechnungsgrundlagen ·
Gesetzesänderungen · Individuelle Rechen-
beispiele. (**0806**-6) Von K. Möcks, 96 S., 24
Formulare, 1 Graphik, kart. ●

Haushaltstips praktisch und umwelt-
freundlich
(**1046**-X) Von K. Winkell, 96 S., 36 Zeichnungen, kartoniert. ●

Haushaltstips von A – Z
(**0759**-0) Von A. Eder, 80 S., 30 Zeichnungen, kartoniert. ●

Der Umweltfahrplan
Ein praktischer Ratgeber für Haushalt und
Familie
(**1103**-2) Von K. Riedesser, hrsg. von der
Aktionsgemeinschaft Umwelt, Gesundheit,
Ernährung e. V., Hamburg, 144 S., 34 s/w-
Zeichnungen, kart. ●

Wege zum Börsenerfolg
Aktien · Anleihen · Optionen
(**4275**-2) Von H. Krause, 252 S., 4 s/w-Fotos,
86 Zeichnungen, Pappband. ●●●●

FALKEN-Software
Börsenfieber
Spielend spekulieren mit Geld und Aktien
(**7016**-0) IBM-PC und Kompatible, Diskette
5 1/4″, mit Begleitheft, ●●●●●*

(**7026**-8) für C 64/C 128 PC, mit Begleitheft
(**7027**-6) für Atari ST 520/1040, mit Begleitheft
(**7028**-4) für Amiga, mit Begleitheft
(**7044**-0) für IBM PC + Kompatible, Diskette
3 1/2″, mit Begleitheft.

FALKEN-Software
Börsenfieber
Über 100 neue Ereignisse
(**7066**-7) Diskette 5 1/4″ für IBM-PC + Kompatible, mit Begleitbroschüre. ●●●*
(**7067**-5) Diskette 3 1/2″ für IBM-PC + Kompatible, mit Begleitbroschüre. ●●●*

FALKEN-Software
Broker King
Cash und crash an der Terminbörse. Mit
Warentermingeschäft und Optionshandel
(**7057**-8) Diskette 5 1/4″ für IBM-PC + Kompatible, mit Begleitbroschüre. ●●●●● *
(**7058**-6) Diskette 3 1/2″ für IBM-PC + Kompatible, mit Begleitbroschüre. ●●●●●*

Richtige Groß- und Kleinschreibung
durch neue, vereinfachte Regeln. Erläuterungen der Zweifelsfragen anhand vieler Beispiele.
(**0897**-X) Von Prof. Dr. Ch. Stetter, 96 S., kart.
●

Gutes Deutsch schreiben und sprechen
(**4432**-1) Von W. Manekeller, Dr. G. Reinert-
Schneider, 416 S., durchgehend zweifarbig,
Pappband. ●●●●

Mehr Erfolg in der Schule
**Deutsche Rechtschreibung und
Grammatik**
Übungen und Beispiele für die Klassen 5-10.
(**4407**-0) Von K. Schreiner, 256 S., durchge-
hend zweifarbig, Pappband. ●●●●

Richtiges Deutsch Rechtschreibung ·
Zeichensetzung · Grammatik · Stilkunde.
(**0551**- 2) Von K. Schreiner, 128 S., 7 Zeichnungen, kart. ●

Besseres Deutsch
Mit Übungen und Beispielen für Rechtschrei-
bung, Diktate, Zeichensetzung, Aufsätze,
Grammatik, Literaturbetrachtung, Stil, Briefe,
Fremdwörter, Reden.
(**4115**-2) Von K. Schreiner, 444 S., 7 s/w-
Fotos, 27 Zeichnungen, Pappband ●●●●

Richtige Zeichensetzung
durch neue, vereinfachte Regeln. Erläuterungen der Zweifelsfragen anhand vieler
Beispiele.
(**0744**-4) Von Prof. Dr. Ch. Stetter, 160 S.,
kart. ●

Diktate besser schreiben
Übungen zur Rechtschreibung für die Klassen 4 bis 8
(**0469**-9) Von K. Schreiner, 152 S., 31 Zeichnungen, kartoniert. ●●

Deutsche Grammatik
Ein Lern- und Übungsbuch
(**0704**-3) Von K. Schreiner, 122 S., kart. ●

Aufsätze besser schreiben
Förderkurs für die Klassen 4 – 10
(**0429**-X) Von K. Schreiner, 144 S., 31 Abb.,
kartoniert. ●●

Mehr Erfolg in der Schule
Der Deutschaufsatz
Übungen und Beipiele für die Klassen 5-10.
(**4271**-X) Von K. Schreiner, 240 S., 4 s/w-
Fotos, 51 Zeichnungen, Pappband. ●●●

Mehr Erfolg in der Schule
Deutsch
Textinterpretation, Literaturgeschichte und
Stilkunde
(**4483**-5) Von K. Schreiner, 272 S., 43 zwei-
farbige Zeichnungen, Pappband. ●●●●

Mehr Erfolg in der Schule **Mathematik 1**
Arithmetik und Algebra. Übungen, Beispiele
und Lösungen für die Klassen 5 bis 10.
(**4420**-8) Von R. Müller-Fonfara, 256 S.,
193 Zeichn., 2 s/w-Fotos, Pappband. ●●●

Mehr Erfolg in der Schule
Mathematik 2
Geometrie, Statistik, Wahrscheinlichkeits-
rechnung und kaufmännisches Rechnen
(**4456**-9) Von R. Müller-Fonfara, W. Scholl,
256 S., 6 s/w-Fotos, 304 Zeichnungen, Pappband. ●●●

**Mathematische Formeln für Schule und
Beruf**
Mit Beispielen und Erklärungen.
(**0499**-0) Von R. Müller-Fonfara, 156 S.,
210 Zeichnungen, kart. ●

Schülerlexikon der Mathematik
Formeln, Übungen und Begriffserklärungen
für die Klassen 5 – 10
(**0430**-3) Von R. Müller-Fonfara, 176 S.,
96 Zeichnungen, kart. ●

Mathematik-Textaufgaben leicht gelöst
Aufgaben · Lösungsstrategien · Anwendungs-
beispiele
(**1022**-2) Von R. Müller-Fonfara, 128 S., 4
Zeichnungen, kartoniert. ●●

Rechnen aufgefrischt für Schule und Beruf.
(**0100**-2) Von H. Rausch, 144 S., kart. ●

FALKEN-Software
Wirtschaftsrechnen in Beruf und Alltag
(**7037**-3) Diskette für IBM-PC und Kompatible, mit Begleitheft. ●●●●●*

Mehr Erfolg in der Schule
Physik
Mechanik · Wärmelehre · Optik · Elektrizität ·
Atomphysik
(**4448**-8) Von Dr. T. Neubert, 240 S., 219
Zeichnungen, Pappband. ●●●

Physik verständlich
Förderkurs für die Klassen 7 bis 10
(**0926**-7) Von Dr. Th. Neubert, 136 S., 146
s/w-Zeichnungen, 166 Aufgaben, kart. ●●

Besseres Englisch
Grammatik und Übungen für die Klassen 5
bis 10.
(**0745**-0) Von E. Henrichs, 144 S., kart. ●●

Mehr Erfolg in der Schule
Englische Grammatik
Regeln und Übungen für die Klassen 5 bis 13
(**4431**-3) Von E. Henrichs-Kleinen, 256 S.,
durchgehend zweifarbig, Pappband. ●●●

FALKEN-Software
Business English for Secretaries
Lernen und Beispiele in berufsbezogenen Situationen (**7035**-7) Diskette 5 1/4″ für IBM-PC +
Kompatible, mit Begleitbroschüre. ●●●●●*
(**7059**-4) Diskette 3 1/2″ für IBM-PC + Kompatible, mit Begleitbroschüre. ●●●●●*

FALKEN-Software
The Grammar-Master
Englische Grammatik üben und beherrschen
(**7002**-0) Diskette für den C 64/C 128 PC
●●●●*

(**7030**-6) Diskette für IBM-PC + Kompatible,
mit Begleitheft. ●●●●● *

(**7031**-4) Diskette für Atari ST 520/1040, mit
Begleitheft. ●●●●● *

(**7032**-2) Diskette für Amiga, mit Begleitheft.
●●●●●*

FALKEN-Software
Vokabeltrainer Englisch
Von B. Hoppius. **(7001**-2) 2 Disketten für
C 64/C 128 PC mit Begleitheft. ●●●●●*
(7007-1) Wendediskette für Atari ST 520/
1040, mit Begleitheft. ●●●●●*
(7034-9) Diskette 5 1/4″ für IBM-PC + Kompatible, mit Begleitheft. ●●●●●*
(7084-5) Diskette 3 1/2″ für IBM-PC + Kompatible, mit Begleitheft. ●●●●●*
FALKEN-Software
Vokabeltrainer Französisch
Über 2000 Vokabeln und Redewendungen
frei erweiterbar
(7018-7) Systemdiskette u. Wendediskette
für C 64/C 128 PC, mit Begleitheft, **(7019**-5)
Diskette 5 1/4″ für IBM-PC und Komp., mit
Begleitheft. ●●●●●*
FALKEN-Software
Je finis, tu finis . . .
maitrisez la grammaire française
Französische Grammatik lernen und
beherrschen
(7053-5) Diskette 5 1/4″ für IBM-PC + Kompatible, mit Begleitbroschüre. ●●●●●*
(7069-1) Diskette 3 1/2″ für IBM-PC + Kompatible, mit Begleitbroschüre. ●●●●●*
FALKEN-Software
Le monde des affaires en français
Wirtschaftsfranzösisch leicht gelernt
(7064-3) Diskette 5 1/4″ für IBM-PC + Kompatible, mit Begleitbroschüre. ●●●●●*
(7068-3) Diskette 3 1/2″ für IBM-PC + Kompatible, mit Begleitbroschüre. ●●●●●*
Besseres Französisch
Grammatik und Übungen für die Klassen 9
bis 11
(1039-7) Von R. Lübke, 114 S., durchgehend
zweifarbig, kartoniert. ●●
FALKEN-Software
Vokabeltrainer Italienisch
Über 2000 Vokabeln und Redewendungen
frei erweiterbar
(7065-9) Diskette 5 1/4″ für IBM-PC + Kompatible, mit Begleitbroschüre. ●●●●●*
(7064-0) Diskette 3 1/2″ für IBM-PC + Kompatible, mit Begleitbroschüre. ●●●●●*
FALKEN-Software
Vokabel Trainer Latein
Über 2000 Vokabeln und Redewendungen
frei erweiterbar
(7022-5) Von B. Hoppius, Wendediskette für
C 64/C 128 PC, mit Begleitheft. ●●●●●*
(7033-0) Diskette 5 1/4″ für IBM-PC + Kompatible, mit Begleitheft. ●●●●●*
(7085-3) Diskette 3 1/2″ für IBM-PC + Kompatible, mit Begleitheft. ●●●●●*
Schnell und sicher zum Führerschein
Tips und Tricks aus 30jähriger-Fahrschul-Praxis.
(0921-6) Von O. Einert, 152 S., 156 Farbfotos, 161 z. T. farb. Zeichnungen, kart. ●●
FALKEN-Software
Schnell und sicher zum Führerschein
Intensivtraining mit dem amtlichen Fragenkatalog
(7024-1) Diskette für Atari ST 520/1040, mit
Begleitheft. ●●●●● *
(7029-2) Diskette für Amiga, mit Begleitheft. ●●●●●*
Erfolgreiche Bewerbung um einen Ausbildungsplatz
(0715-9) Von H. Friedrich, 128 S., kart. ●
Bewerbungsstrategien
Erfolgreiche Konzepte für Karrierebewußte
(1027-3) Von Dr. W. Reichel, 128 S., kartoniert. ●●

Karriereplanung mit System
Bewerbungsstrategien für erfolgsorientierte Frauen
(4455-0) Von R. Ibelgaufts, 144 S.,
20 Cartoons, Pappband. ●●
Die Bewerbung
Der moderne Ratgeber für Bewerbungsbriefe,
Lebenslauf und Vorstellungsgespräche.
(4138-1) Von W. Manekeller, 264 S., Pappband. ●●●
Die erfolgreiche Bewerbung
Bewerbung und Vorstellung
(0173-8) Von W. Manekeller, U. Schoenwald,
144 S., kartoniert. ●●
Lebenslauf und Bewerbung
Beispiele für Inhalt, Form und Aufbau
(0428-1) Von H. Friedrich, 112 S., kart. ●
**Erfolgreiche Bewerbungsbriefe und
Bewerbungsformen**
(0138-X) Von W. Manekeller, U. Schoenwald,
88 S., kart. ●
Vorstellungsgespräche
sicher und erfolgreich führen.
(0636-5) Von H. Friedrich, 144 S., kart. ●
Keine Angst vor Einstellungstests
Ein Ratgeber für Bewerber.
(0793-6) Von Ch. Titze. 120 S., 67 Zeichnungen, kart. ●
FALKEN-Software
Einstellungstests
(7013-6) Von B. Hoppius, Wendediskette für
C 64/C 128 PC, mit Begleitheft. ●●●● *
Die ersten Tage am neuen Arbeitsplatz
Ratschläge für den richtigen Umgang mit
Kollegen und Vorgesetzten
(0855-4) Von H. Friedrich, 104 S., kart. ●
Zeugnisse im Beruf
richtig schreiben, richtig verstehen
(0544-X) Von H. Friedrich, 112 S., kart. ●
So lernt man leicht und schnell
Maschinenschreiben
Lehrbuch für Schulen, Lehrgänge und Selbstunterricht. **(0568**-7) Von M. Kempkes, 112 S.,
48 Zeichnungen, kart. ●
FALKEN-Software
**Maschinenschreiben und Tastaturtraining
für Computer**
(7009-8) Von B. Hoppius, Diskette 5 1/4″ u.
3 1/2″ für IBM-PC + Kompatible, mit Begleitheft. ●●●●●*
Maschinenschreiben im Selbstunterricht
(0170-3) Von A. Fonfara, 88 S., kart. ●
Buchführung leicht gemacht
Ein methodischer Grundkurs für den Selbstunterricht. **(4238**-8) Von D. Machenheimer,
R. Kersten, 252 S., Pappband. ●●●●
Buchführung leicht gefaßt
Für Handwerker, Gewerbetreibende und freiberuflich Tätige. **(0127**-4) Von R. Pohl,
104 S., kart. ●
Stenografie leicht gelernt
im Kursus oder Selbstunterricht
(0266-1) Von H. Kaus, 64 S., kart. ●
Gitarre spielen
Ein Grundkurs im Selbstunterricht
(0534-2) Von A. Roßmann, 96 S., 1 Schallfolie, 150 Zeichnungen, kart. ●●●
Das große Buch der
Antworten auf Kinderfragen
(4477-1) Von H. Hofmann, U. Kopp, G. Jankovics u. a., 192 S., 308 Farbzeichnungen,
Pappband. ●●●
Das neue, farbige
Jugendlexikon
(4472-0) Von J. Frey, D. Rex, 304 Seiten,
269 Farb- u. 52 s/w-Fotos, 6 Farbzeichn.,
Pappband. ●●●
Das große farbige Kinderlexikon
(4195-0) Von U. Kopp, 320 S., 493 Farbabb.
17 s/w-Fotos, Pappband. ●●●

Die Faszination der Philatelie
Briefmarken sammeln
(4273-6) Von D. Stein, 212 S., 124 s/w-Fotos,
24 Farbtafeln, Pappband. ●●●
Briefmarken sammeln
(0481-8) Von D. Stein, 120 S., 4 Farbtafeln,
98 s/w-Abbildungen, kartoniert. ●
Pfeiferauchen leicht gemacht
Die richtige Art, Tabak zu genießen
(1026-5) Von O. Pollner, 112 S., 125 Farbfotos, 5 zweifarbige-Abb., kart. ●●
Umweltschutz
Das Öko-Testbuch zur Eigeninitiative
(4160-8) Von M. Häfner, 352 S., 411 Farbfotos, 152 Farbzeichnungen, Pappband.
●●●●
Münzen
Ein Brevier für Sammler.
(0353-6) Von E. Dehnke, 128 S., 4 Farbtafeln,
17 s/w-Abb., kart. ●●
Astronomie im Bild
Unser Sternenhimmel rund ums Jahr
(0849-X) Von Dr. E. Übelacker, 88 S., 48
Farbfotos, 1 s/w-Foto, 68 Farbzeichn, kart. ●●
Astronomie als Hobby
Sternbilder und Planeten erkennen und
benennen.
(0572-5) Von D. Block, 176 S., 16 Farbtafeln,
49 s/w-Fotos, 93 Zeichnungen, kart. ●●
Die Handschrift als Spiegel des Charakters
Graphologie
(1025-7) Von Dr. W. Busch, 104 S.,
87 Schriftproben, kartoniert. ●
**Familienforschung · Ahnentafel ·
Wappenkunde**
Wege zur eigenen Familienchronik
(0744-2) Von P. Bahn, 128 S., 8 Farbtafeln.
30 Abbildungen, kart. ●●
Familienforschung und Wappenkunde
(4485-2) Von P. Bahn, 224 S., 114
zweifarbige Abbildungen, Pappband. ●●●●
Wie Sie im Schlaf das Leben meistern
Schöpferisch träumen
Der Klartraum als Lebenshilfe
(4258-2) Von Prof. Dr. P. Tholey, K. Utecht.
280 S., 1 s/w-Foto, 20 Zeichn., Pappband.
●●●
Traumdeutung
Die Bildersprache unserer Traumwelt
entschlüsseln
(4486-0) Von G. Fink, 384 S., 74 zweifarbige
Fotos, Pappband. ●●●
Wahrsagen mit Tarot-Karten
(0482-6) Von E. J. Nigg, 112 S., 52 s/w-Abb.,
Pappband. ●
Die 12 Tierzeichen
Chinesisches Horoskop
(0423-0) Von G. Haddenbach, 88 S., kartoniert. ●
Die 12 Sternzeichen
Charakter, Liebe und Schicksal.
(0385-4) Von G. Haddenbach, 136 S., kart. ●●
Partnerschaftshoroskop
Glück und Harmonie mit Ihrem Traumpartner.
(0587-3) Von G. Haddenbach, 112 S.,
11 Zeichnungen, kart. ●
Im Zeichen der Sterne
(0951-8) Der feurige Widder
(0952-6) Der willensstarke Stier
(0953-4) Die vielseitigen Zwillinge
(0954-2) Der feinfühlige Krebs
(0955-0) Der königliche Löwe
(0956-9) Die zuverlässige Jungfrau
(0957-7) Die charmante Waage
(0958-5) Der leidenschaftliche Skorpion
(0959-3) Der temperamentvolle Schütze
(0960-7) Der treue Steinbock
(0961-5) Der selbstbewußte Wassermann
(0962-3) Die romantischen Fische
Von G. Haddenbach, 64 S., 35 Farbfotos,
Pappband. ●

Humor und Unterhaltung

Heitere Vorträge
(0528-8) Von E. Müller, 128 S., 14 Zeichnungen, kart. ●

So feiert man Feste fröhlicher
Heitere Vorträge und Gedichte
(0098-7) Von Dr. Allos, 96 S., 15 Abb., kart. ●

Heitere Vorträge und witzige Reden
Lachen, Witz und gute Laune
(0149-5) Von E. Müller, 104 S., 44 Abb., kart. ●

Da lacht das Publikum
Neue lustige Vorträge für viele Gelegenheiten.
(0716-7) Von H. Schmalenbach, 96 S., kart. ●

Gereimte Vorträge
für Bühne und Bütt.
(0567-9) Von G. Wagner, 96 S., kart. ●

Narren in der Bütt
Leckerbissen aus dem rheinischen Karneval.
(0216-5) Zusammengestellt von T. Lücker, 112 S., kart. ●

Damen in der Bütt
Scherze, Büttenreden, Sketche
(0354-4) Von T. Müller, 136 S., kart. ●

Wir feiern Karneval
Festgestaltung und Reden für die närrische Zeit.
(0904-6) Von M. Zweigler, 120 S., 7 Zeichnungen, kart. ●

Helau und Alaaf 1 Närrisches aus der Bütt.
(0304-8) Von E. Müller, 112 S., 4 Zeichnungen, kart. ●

Helau und Alaaf 2
Neue Büttenreden für Sie und Ihn
(0477-X) Von E. Luft, 96 S., kart. ●

Helau und Alaaf 3
Neue Reden für die Bütt.
(0832-5) Von H. Fauser, 112 S., 13 Zeichnungen, kart. ●

Helau und Alaaf 4
Neue Büttenreden für Sie und Ihn
(0983-6) Hrsg. H. Fauser, 96 S., 15 s/w-Zeichn., zahlreiche Vignetten, kart. ●

Sketche und Blackouts zum Nachspielen
(0941-0) Von E. Cohrs, 112 S., 12 Zeichnungen, kart. ●

Vorhang auf!
Neue Sketche für jung und alt.
(0898-8) Von H. Pillau, 96 S., 22 Zeichnungen, kart. ●

Witzige Sketche zum Nachspielen
(0511-3) Von D. Hallervorden, 112 S., kart. ●●

Tolle Sketche
mit zündenden Pointen – zum Nachspielen.
(0656-X) Von E. Cohrs, 112 S., kart. ●

Vergnügliche Sketche
(0476-1) Von H. Pillau, 96 S., 7 Zeichn., kart. ●

Lustige Sketche
Kurze Theaterstücke für Jungen und Mädchen
(0669-1) Von U. Lietz, U. Lange, 96 S., kart. ●

Spielbare Witze für Kinder
(0824-4) Von H. Schmalenbach, 112 S., 30 Zeichnungen, kart. ●

Die besten Beamtenwitze
(0574-1) Von W. Pröve, 80 S., 39 Zeichnungen, kart. ●

Witzig, witzig
(0507-5) Von E. Müller, 128 S., 16 Zeichnungen kart. ●

Die besten Kinderwitze
(0757-4) Von K. Rank, 112 S., 28 Zeichnungen, kart. ●

Lach mit!
Witze für Kinder, gesammelt von Kindern.
(0468-0) Von W. Pröve, 96 S., 17 Zeichnungen, kart. ●

Spiele und Denksport

Neues Buch der siebzehn und vier Kartenspiele
(0095-2) Von K. Lichtwitz, 96 S., kart. ●

Alles über Pokern
Regeln und Tricks.
(2024-4) Von C. D. Grupp, 112 S., 29 Kartenbilder, kart. ●

Romme´ und Canasta
in allen Variationen.
(2025-2) Von C. D. Grupp, 88 S., 24 Zeichnungen, kart. ●

Doppelkopf, Schafkopf, Binokel, Cego, Tarock und andere Stammtischspiele.
(2015-5) Von C. D. Grupp, 112 S., kart. ●

Black Jack
Regeln und Strategien des Kasinospiels.
(2032-3) Von K. Kelbratowski, 88 S., kart. ●

Spielend Skat lernen
unter freundlicher Mitarbeit des Deutschen Skatverbandes.
(2005-8) Von Th. Krüger, 120 S., 181 s/w-Fotos, 22 Zeichn., kart. ●

Patiencen
In Wort und Bild. (2003-1) Von I. Wolter-Rosendorf, 120 S., kart. ●

Neue Patiencen
(2036-8) Von H. Sosna, 160 S., 43 Farbtafeln, kart. ●●

Falken-Handbuch **Bridge**
Von den Grundregeln zum Turnierspiel.
(4092-X) Von W. Voigt und K. Ritz, 280 S., 792 Zeichnungen, gebunden. ●●●●

Spielend Bridge lernen
(2012-0) Von J. Weiss, 96 S., 58 Zeichnungen, kart. ●

Präzisions-Treff im Bridge
(2037-6) Von E. Jannersten, 152 S. kart. ●●

Spieltechnik im Bridge
(2004-X) Von V. Mollo und N. Gardener, deutsche Adaption von D. Schröder, 152 S., kart. ●●●

Neue Kartentricks
(2027-9) Von K. Pankow, 104 S., 20 Abb., kart. ●

Das japanische Brettspiel Go
(2020-1) Von W. Dörholt, 104 S., 182 Diagramme, kart. ●

Mah-Jongg
Das chinesische Glücks-, Kombinations- und Gesellschaftsspiel. (2030-9) Von U. Eschenbach, 80 S., 30 s/w-Fotos, 5 Zeichn., kart. ●

Backgammon
für Anfänger und Könner. (2008-2) Von G. W. Fink und G. Fuchs, 104 S., 41 Abb., kart. ●

Das Backgammon-Handbuch
(4422-4) Von E. Heyken, M. B. Fischer, 232 S., 400 Abbildungen, Pappband. ●●●●

Würfelspiele
für jung und alt. (2007-4) Von F. Pruss, 112 S., 21 s/w-Zeichnungen, kart. ●

Roulette richtig gespielt
Systemspiele, die Vermögen brachten.
(0121-5) Von M. Jung, 96 S., zahlreiche Tabellen, kart. ●

Spiele für Party und Familie
(2014-7) Von Rudi Carrell, 80 S., 22 Zeichnungen, kart. ●

Neue Spiele für Ihre Party
(2022-8) Von G. Blechner, 120 S., 54 Zeichnungen, kartoniert. ●

Lustige Tanzspiele und Scherztänze
für Partys und Feste.
(0165-5) Von E. Bäulke, 80 S., 53 Abb., kart. ●

Das Spiel mit der Schwerkraft
Jonglieren
Mit Bällen, Keulen, Ringen und Diabolo.
(1009-5) Von S. Peter, 80 S., 149 Farbfotos, kartoniert. ●●

Magische Zaubereien
(0672-1) Von W. Widenmann, 64 S., 31 Zeichnungen, kart. ●

Zaubern
einfach – aber verblüffend.
(2018-X) Von D. Bouch, 84 S., 41 Zeichnungen, kart. ●

Scherzfragen, Drudel und Blödeleien
gesammelt von Kindern.
(0506-7) Hrsg. von W. Pröve, 80 S., 57 Zeichnungen, kart. ●

Kinderspiele
die Spaß machen.
(2009-0) Von H. Müller-Stein, 104 S., 28 Abb., kart. ●

Kinderspiele mit Buchstaben und Wörtern
(1041-9) Von Dr. U. Vohland, 96 S., 53 Zeichnungen, kartoniert. ●

Spiel und Spaß am Krankenbett
für Kinder und die ganze Familie.
(2035-X) Von H. Bücken, 96 S., 97 Zeichnungen, kart. ●

Spiele im Freien
(2038-X) Von G. Wagner, 88 S., 20 zweif. Zeichnungen, kartoniert. ●

Spiel und Spaß zu Hause
(2039-2) Von U. Geißler, 80 S., 90 zweifarbige Abbildungen, kart. ●

Spiel und Spaß auf Reisen
Für Kinder und die ganze Familie
(1085-0) Von U. Geißler, 80 S., 107 zweifarbige Zeichnungen, kart. ●

Guten Tag, Kinder!
Neue Texte mit Spielanleitungen fürs Kasperletheater. (0861-9) Von U. Lietz, 96 S., 18 s/w-Zeichnungen, kart. ●

Kasperletheater
Spieltexte und Spielanleitungen · Basteltips für Theater und Puppen.
(0641-1) Von U. Lietz, 114 S., 4 Farbtafeln, 12 s/w-Fotos, 39 Zeichnungen, kart. ●

Kindergeburtstage, die keiner vergißt
Planung, Gestaltung, Spielvorschläge.
(0698-5) Von G. und G. Zimmermann, 104 S., 80 Vignetten, kart. ●

Kindergeburtstag
Vorbereitung, Spiel und Spaß.
(0287-4) Von Dr. I. Obrig, 136 S., 40 Abb., 11 Zeichnungen, gilt mit Noten, kart. ●

Unvergeßliche Kinderfeste
Tolle Dekorationen, Spiele, Sketche für drinnen und draußen
(4457-7) Von Dr. G. Hennekemper, 192 S., 111 Farbfotos, 214 Farb- und 14 s/w-Zeichnungen, 4 Seiten Schnittmuster, Pappband. ●●●

Knobeleien und Denksport
(2019-8) Von K. Rechberger, 142 S., 105 Zeichnungen, kart. ●

Das Super-Kreuzwort-Rätsel-Lexikon
Über 150.000 Begriffe.
(4279-5) Von H. Schiefelbein, 688 S., Pappband. ●●

Computerbücher und Software

FALKEN Computer Lexikon
(4185-3) 312 S., 173 s/w-Fotos, Pappband.
●●●

Computer-Grundwissen
Eine Einführung in Funktion und Einsatzmöglichkeiten. (4359-7) Von Chr. T. Wolff, 176 S., 193 Farb- und 12 s/w-Fotos, 37 Computergrafiken, kartoniert. ●●● (4358-9) Pappband. ●●●●

Daten-Fernübertragung
Vom Akustikkoppler bis zum lokalen Netzwerk
(4325-2) Von P. C. den Heijer, R. Tolsma, 272 S., zahlreiche Abb., kartoniert. ●●●●●

Microsoft Excel
Tabellenkalkulationen, Geschäftsgrafik und Datenbank im Selbststudium für alle Versionen bis 2.1. Mit Tutor-Diskette.
(4333-3) Von P. Vogel, M. Hofmann, 176 S., 112 zweifarbige Abb., kartoniert. ●●●●

Desktop Publishing: Typografie und Layout
Seiten gestalten am PC · für Einsteiger und Profis
(4330-9) Von Dr. H. D. Baumann, M. Klein, 320 S., zahlreiche zweifarbige Abb., Pappband. ●●●●●

Einführung in Pascal
Garantiert Pascal lernen durch schrittweise Erarbeitung
(4329-5) Von R. Röder, 270 S., durchgehend zweifarbig, Pappband. ●●●●●

Einführung in C
(4336-8) Von A. Janka, P. Welzig, 270 S., zahlreiche Abbildungen, mit Begleitdiskette 5 1/4˝, Pappband. ●●●●●

PC HELP!
CONFIG.SYS und AUTOEXEC. BAT
Optimale Systemkonfiguration
(4338-4) Von A. Görgens, 64 S., ca. 50 s/w-Abbildungen und Grafiken, kartoniert. ●●

PC HELP!
DOS-Kommandos richtig nutzen
(4339-2) Von A. Görgens, 64 S., ca. 50 s/w-Abbildungen und Grafiken, kartoniert. ●●

PC HELP!
Dateien retten mit Norton Utilities und PC-Tools
(4340-6) Von A. Görgens, 64 S., ca. 50 s/w-Abbildungen und Grafiken, kartoniert. ●●

PC HELP!
Batch-Dateien – DOS-Abläufe selber festlegen
(4341-4) Von A. Görgens, 64 S., ca. 50 s/w-Abbildungen und Grafiken, kartoniert. ●●

PC HELP!
Word – Serienbriefe
(4342-2) Von P. Vogel, 64 S., ca. 50 s/w-Abbildungen und Grafiken, kartoniert. ●●

PC HELP!
Geschäftsgrafiken mit Lotus 1-2-3
(4343-0) Von P. Vogel, 64 S., ca. 50 s/w-Abbildungen und Grafiken, kartoniert. ●●

PC HELP!
Die ersten Schritte mit dem PC
(4344-9) Von P. Vogel, H. Ebsen, 64 S., ca. 50 s/w-Abbildungen und Grafiken, kart. ●●

PC HELP!
Mehr Speicher unter DOS nutzen
(4345-7) Von K. O. Kuhl, 64 S., ca. 50 s/w-Abbildungen und Grafiken, kartoniert. ●●

PC HELP!
Viren erkennen und beseitigen
(4346-5) Von M. Hofmann, 64 S., ca. 50 s/w-Abbildungen und Grafiken, kartoniert. ●●

PC HELP!
dBASE-Relationen richtig nutzen
(4347-3) Von M. Hofmann, 64 S., ca. 50 s/w-Abbildungen und Grafiken, kartoniert. ●●

PC HELP!
Termine steuern mit FRAMEWORK III
(4348-1) Von M. Hofmann, 64 S., ca. 50 s/w-Abbildungen und Grafiken, kartoniert. ●●

PC HELP!
Listendruck mit dBASE und kompatiblen Programmen
(4349-X) Von M. Hofmann, 64 S., ca. 50 s/w-Abbildungen und Grafiken, kartoniert. ●●

FALKEN Software
Einstellungstest
Die optimale Vorbereitung für Bewerber
(7013-6) Diskette 5 1/4˝ für C 64/C 128 PC, mit Begleitheft. ●●●●●

FALKEN Software
Schnell und sicher zum
Führerschein
Intensivtraining mit dem amtlichen Fragenkatalog
(7024-1) für Atari ST 520/1040, mit Begleitheft. ●●●●●*
(7029-2) f. Amiga, mit Begleitheft. ●●●●●*

FALKEN Software
Maschinenschreiben und Tastaturtraining für Computer
(7009-8) Von B. Hoppius, Diskette 5 1/4˝ u. 3 1/2˝ für IBM PC + Kompatible, mit Begleitheft. ●●●●●*

FALKEN Software
Musterkorrespondenz in Deutsch, Englisch, Französisch, Italienisch, Spanisch
(7041-1) Diskette 5 1/4˝ für IBM-PC + Kompatible, mit Begleitbroschüre. ●●●●*
(7051-9) Diskette 3 1/2˝ für IBM-PC + Kompatible, mit Begleitbroschüre. ●●●●*

FALKEN Software
TEXAD
Text- und Adressenverwaltung
Mit Musterbriefen und Formularen für den privaten und geschäftlichen Bereich
(7017-9) für IBM-PC und Kompatible, Disk, 5 1/4˝, mit Begleitheft. ●●●●*
(7049-7) Demo-Version 5 1/4˝, ohne Handbuch. ●●*
(7050-0) Demo-Version 3 1/2˝, ohne Handbuch. ●●*

FALKEN Software
DOS-Tutor
DOS lernen, üben und beherrschen
(7020-9) Diskette 5 1/4˝ für IBM PC + Kompatible, mit Begleitheft. ●●●●●*
(7021-7) Diskette 3 1/2˝ für IBM PC + Kompatible, mit Begleitheft. ●●●●●*

FALKEN Software
Wirtschaftsrechnen in Beruf und Alltag.
(7037-3) Diskette für IBM PC + Kompatible, mit Begleitheft. ●●●●●*

FALKEN Software
Vokabeltrainer Englisch
Über 2000 Vokabeln und Redewendungen
(7001-5) Disk. für C 64/C 128 PC, mit Begleitheft ●●●●●*
(7007-1) Disk. für Atari ST 520/1040, mit Begleitheft. ●●●●●*

FALKEN Software
Take a Trip to Britain
Spielend Englisch lernen mit dem Computer
(7004-7) Diskette für C 64/C 128 PC, mit Begleitheft. ●●●●*
(7039-X) für IBM-PC + Kompatible, mit Begleitheft. ●●●●●*

FALKEN Software
The Grammar Master
(7002-0) Diskette für C 64/C 128 PC, mit Begleitheft. ●●●●*

(7030-6) für IBM PC + Kompatible, mit Begleitheft. ●●●●●*
(7031-4) für Atari ST 520/1040, mit Begleitheft. ●●●●●*
(7032-2) für Amiga, mit Begleitheft. ●●●●●*

FALKEN Software
From Coast to Coast
Travelling through the USA
(7040-3) Diskette 5 1/4˝ für IBM-PC + Kompatible, mit Begleitbroschüre. ●●●●●*
(7061-6) Diskette 3 1/2˝ für IBM-PC + Kompatible, mit Begleitbroschüre. ●●●●●*

FALKEN Software
Vokabeltrainer Französisch
Über 2000 Vokabeln und Redewendungen frei erweiterbar
(7018-7) Systemdisk. + Wendedisk. für C 64/C 128 PC, mit Begleitheft. (7019-5) Disk˝ für IBM-PC + Kompatible, mit Begleitheft. ●●●●●*

FALKEN Software
Je finis, tu finis … maîtrisez la grammaire française
Französische Grammatik lernen und beherrschen
(7053-5) Diskette 5 1/4˝ für IBM-PC + Kompatible, mit Begleitheft. ●●●●●*
(7069-1) Diskette 3 1/2˝ für IBM-PC + Kompatible, mit Begleitheft. ●●●●●*

FALKEN Software
Le monde des affaires en français
Wirtschaftsfranzösisch leicht gelernt
(7054-3) Diskette 5 1/4˝ für IBM-PC + Kompatible, mit Begleitbroschüre. ●●●●*
(7068-3) Diskette 3 1/2˝ für IBM-PC + Kompatible, mit Begleitbroschüre. ●●●●*

FALKEN Software
Vokabeltrainer Italienisch
Über 2000 Vokabeln und Redewendungen frei erweiterbar
(7065-9) Diskette 5 1/4˝ für IBM-PC + Kompatible, mit Begleitbroschüre. ●●●●●*
(7064-0) Diskette 3 1/2˝ für IBM-PC + Kompatible, mit Begleitbroschüre. ●●●●●*

FALKEN Software
Vokabeltrainer Latein
Über 2000 Vokabeln und Redewendungen frei erweiterbar
(7022-5) Von B. Hoppius, 2 Wendedisketten für C 64/C 128 PC, mit Begleitheft.
(7033-0) Diskette für IBM-PC + Kompatible, mit Begleitheft. ●●●●●*

FALKEN Software
Börsenfieber
Spielend spekulieren mit Geld und Aktien
(7016-0) für IBM PC + Kompatible, Diskette 5 1/4˝, mit Begleitheft. ●●●●●*
(7026-8) für C 64/C 128 PC mit Begleitheft,
(7027-6) für Atari ST 520/1040, mit Begleitheft, ●●●●●*

(7028-4) für Amiga, mit Begleitheft. ●●●●●*
(7044-6) für IBM PC + Kompatible, Diskette 3 1/2˝, mit Begleitheft. ●●●●●*
(7038-1) für C 64/128 C Kassette, mit Begleitheft, ●●●●●*

FALKEN Software
Börsenfieber
Über 100 neue Ereignisse
(7066-7) Diskette 5 1/4˝ für IBM-PC + Kompatible, mit Begleitheft. ●●●*
(7067-5) Diskette 3 1/2˝ für IBM-PC + Kompatible, mit Begleitheft. ●●●*

FALKEN Software
Broker King
Cash und crash an der Terminbörse
(7057-8) Diskette 5 1/4˝ für IBM-PC + Kompatible, mit Begleitbroschüre. ●●●●●*
(7058-6) Diskette 3 1/2˝ für IBM-PC + Kompatible, mit Begleitbroschüre. ●●●●●*

Video

Hobby Aquarellmalen
Landschaft und Stilleben
(6022-X) VHS, 40 Min., in Farbe, mit Begleitheft. ●●●●*
Hobby Ölmalerei
Landschaft und Stilleben
(6025-4) VHS, 40 Min., in Farbe, mit Begleitheft. ●●●●*
Basteln mit Kindern
(6041-6) VHS, 60 Min., in Farbe, mit Vorlagen in Originalgröße, mit Begleitheft. ●●●*
Die Modelleisenbahn
Anlagenbau in Modultechnik
(6028-9) VHS, 30 Min., in Farbe. ●●●●*
Fit und Gesund
Körpertraining und Bodybuilding zu Hause
(6013-0) VHS, 30 Min., in Farbe, mit Begleit-
heft. ●●●●*
Golf
(6053-X) VHS, 60 Min., in Farbe, mit Begleit-
heft. ●●●●●*
Pflanzenjournal
Blumen- und Pflanzenpflege im Jahreslauf
(6036-X) VHS, 30 Min., mit Begleitheft.
●●●●*
Schnitt und Pflege von Bäumen und
Sträuchern
(6050-5) VHS, 45 Min., in Farbe, mit Begleit-
heft. ●●●●*
Aktfotografie
Gestaltung/Technik/Spezialeffekte
Interpretationen zu einem unerschöpflichen
Thema

(6001-7) VHS, 60 Min., in Farbe, mit Begleit-
heft. ●●●●●*
Videografieren
Technik/Bildgestaltung/Schnitt/Vertonung,
Filmen mit Video 8
(6031-9) VHS,
60 Min., in Farbe, mit Begleitheft. ●●●●●*
Videografieren perfekt
Profitricks für Aufnahmetechnik und Nach-
bearbeitung
(6042-4) VHS, (6043-2) Beta, (6044-4)
Video 8, 60 Min., in Farbe, mit Begleitheft.
●●●●●*
Streicheleinheiten für Körper und Seele
Partnermassage
(6051-3) VHS, 45 Min., in Farbe, mit Begleit-
heft. ●●●●●*
Reiseziel New York
Die schönsten Sehenswürdigkeiten, präzise
Informationen, praktische Tips
(6048-X) VHS, 60 Min., in Farbe, mit Begleitheft. ●●●●●*
Reiseziel Kalifornien
San Franzisko und die schönsten Ziele in
Kalifornien.
Präzise Informationen und praktische Tips
(6049-1) VHS, 60 Min., in Farbe, mit Begleit-
broschüre. ●●●●●*
Reiseziel Florida
(6054-8) VHS, 60 Min., in Farbe, mit Begleitheft. ●●●●●*
Reiseziel Hawaii
Das Paradies im Stillen Ozean
(6063-7) VHS, ca. 60 Min., in Farbe, Time-
code, Kompaktreiseführer mit Panoramakarte im Taschenformat. ●●●●●*

Info-Tour USA
Die Highlights aus dem
FALKEN Reiseprogramm
(6060-2) VHS, 30 Min., in Farbe, mit Begleitheft. ●*
Reiseziel USA
(6055-6) VHS, 60 Min., in Farbe, mit Begleitheft. ●●●●●*
Reiseziel Irland
(6059-9) VHS, 60 Min., in Farbe, mit Begleitheft. ●●●●●*
Reiseziel Norwegen
Rundreise zu den schönsten Fjorden, präzise
Informationen, praktische Tips.
(6058-0) VHS, ca. 60 Min., in Farbe, Time-
code, Kompaktreiseführer mit Panoramakarte im Taschenformat. ●●●●●*
Reiseziel Kanarische Inseln
Schöne Strände, interessante Exkursionen
(6064-5) VHS, ca. 60 Min., in Farbe, Time-
code, Kompaktreiseführer mit Panoramakarte im Taschenformat. ●●●●●*
Reiseziel Thailand
(6065-3) VHS, ca. 60 Min., in Farbe, Time-
code, Kompaktreiseführer mit Panoramakarte im Taschenformat. ●●●●●*
Reiseziel Berlin
Kultur, Shopping, Erlebnis
(6067-X) VHS, ca. 60 Min., in Farbe, Time-
code, Kompaktreiseführer mit Panoramakarte im Taschenformat. ●●●●●*
Körpersprache
verstehen und deuten
(6046-7) VHS, 60 Min., in Farbe, mit Begleitheft. ●●●●●*
Das erfolgreiche Vorstellungsgespräch
(6047-5) VHS, 60 Min., in Farbe, mit Begleitheft. ●●●●●*

Bestellschein

Erfüllungsort und Gerichtsstand für Vollkaufleute ist der jeweilige Sitz der
Lieferfirma. Für alle übrigen Kunden gilt dieser Gerichtsstand für das Mahn-
verfahren. Falls durch besondere Umstände Preisänderungen notwendig
werden, erfolgt Auftragserledigung zu dem bei der Lieferung gültigen Preis.

Ich bestelle hiermit aus dem Falken-Verlag GmbH, Postfach 11 20, D-6272 Niedernhausen/Ts., durch die Buchhandlung:

Ex. _____

Ex. _____

Ex. _____

Ex. _____

Name: _____   Datum: _____

Straße: _____

Ort: _____   Unterschrift: _____

Die hier vorgestellten Bücher, Videokassetten und Software sind in folgende Preisgruppen unterteilt:

● Preisgruppe bis DM 10,–/S 79,–/SFr 10,–   ●●● Preisgruppe über DM 20,– bis DM 30,–   ●●●● Preisgruppe über DM 30,– bis DM 50,–
●● Preisgruppe über DM 10,– bis DM 20,–   S 161,– bis S 240,–   S 241,– bis S 400,–
S 80,– bis S 160,–   SFr 20,– bis SFr 29,–   SFr 29,– bis SFr 48,–
SFr 10,– bis SFr 20,–   ●●●●● Preisgruppe über DM 50,–/S 401,–/SFr 48,–   *(unverbindliche Preisempfehlung)

Die Preise entsprechen dem Status beim Druck dieses Verzeichnisses (s. Seite 1) – Änderungen, im besonderen der Preise, vorbehalten –

Falken-Verlag GmbH · Postfach 1120   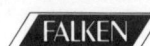   D-6272 Niedernhausen/Ts. · Tel.: 0 61 27/70 20